Waltraud Bittner / Hans Scherz

Fasten für Österreicher

Abnehmen, entschlacken, entgiften

*mit Anleitungen
für die Fastenwoche zu Hause*

WIEN • MÜNCHEN • ZÜRICH

Die Autoren:

Waltraud Bittner, Österreicherin, Hausfrau und vierfache Mutter, lebt in Klagenfurt. Sie ist Dipl.-Fastenleiterin der Deutschen Fasten-Akademie (dfa) sowie Gesundheitsberaterin der Gesellschaft für Gesundheitsberatung (GGB) und hält seit Jahren Fastenkurse, Vorträge und Seminare zur Gesundheitsförderung durch Vollwerternährung in Theorie und Praxis.

Hans Scherz, Österreicher, ehemaliger Redaktionsleiter eines Münchner Ratgeberverlages, lebt in Purbach am Neusiedler See. Er ist Dipl.-Fastenleiter der Deutschen Fasten-Akademie (dfa) und Schüler von Prof. Baldur Preiml. 1976 war er an der Einführung des selbständigen Fastens nach Dr. med. Lützner maßgeblich beteiligt.

Alle Angaben in diesem Buch wurden von den Autoren und vom Verlag sorgfältig geprüft. Eine Garantie kann dennoch nicht übernommen werden. Eine Haftung der Autoren bzw. des Verlages und seiner Beauftragten für Sach-, Vermögens- und Personenschäden ist ausgeschlossen.

ISBN 3-7015-0374-5
Copyright © 1997 by Verlag Orac im Verlag Kremayr & Scheriau, Wien
Alle Rechte vorbehalten
Einbandgestaltung: Katharina Uschan
unter Verwendung eines Fotos von Johannes Kittel
Satz und Film: Zehetner Ges. m. b. H., A-2105 Oberrohrbach
Druck und Bindung: Tlaciarne, Slowakei

INHALTSVERZEICHNIS

Fasten und Genießen (ein Vorwort) 5

TEIL 1 FASTEN-WISSEN

Was ist Fasten? 6
Das ist nicht Fasten 6
Die fünf Grundregeln 7
Jeder kann fasten 8
Die Energieversorgung während des Fastens 9
So funktioniert die „Müllabfuhr" 10
Unterstützung der Ausscheidungen 10
Wer darf selbständig fasten? 11
Wann am besten fasten? 12
Wo und wie fasten? 13
Abnehmen im Fasten 14
Fasten-Wiegekarte 15
Was im Fasten anders ist 16
Das sollten Sie im Fasten meiden 17

TEIL 2 VORBEREITUNGEN

Das brauchen Sie zum Fasten 20
Das gewinnen Sie beim Fasten 23
Das alles bewirkt das Fasten 23
Ein Fasten-Tagesprogramm 25
Versuchungen und wie man damit umgeht 29
Beschwerden im Fasten – was tun? 30
Wenn Sie Rat und Hilfe brauchen 30

TEIL 3 DIE FASTENWOCHE

Sind Sie bereit zum Fasten? 32
Der Entlastungstag 33
Reduktionskost für den Entlastungstag 34
Einführung in die Fastenwoche 36
Rezepte für die Fastentage 37
Fasten-Tageskalender: Die fünf Fastentage 39

TEIL 4 DIE AUFBAUTAGE

Der neue Weg 44
Fastenbrechen und Kostaufbau 46
Umstellung auf Essen 46
Die erste Nahrung 47
Einkaufszettel für die Aufbautage 47
Die drei Aufbautage 48
Rezepte für die Aufbautage 49

TEIL 5 VOLLWERTIGE ERNÄHRUNG

Vollwertkost – Super für den Körper 52
10 Schritte zur vollwertigen Ernährung 53
So natürlich wie möglich 53
Vollwert-Rezepte aus der österr. Naturküche 55

TEIL 6 PRAXIS

Das Glaubern 58
Der Einlauf 59
Der Leberwickel 61
Literaturhinweise 62
Adressen 62
Register 64

Wichtiger Hinweis

Fasten ist etwas für gesundheitsbewußte Menschen, die bereit sind, Verantwortung für die eigene Gesundheit zu übernehmen.
Wichtigste Voraussetzung für ein selbständiges Fasten nach diesem Buch ist: Sie müssen gesund sein. Sollten Sie Beschwerden haben, deren Ursachen Sie nicht kennen, oder bereits Medikamente einnehmen, dann müssen Sie vor dem Fasten mit Ihrem Arzt sprechen.
Wer an Gicht, Bluthochdruck, Hyperlipidemie oder an einer anderen Stoffwechselkrankheit leidet, dem sei ein klinisches Heilfasten unter ärztlicher Aufsicht empfohlen.

Vorwort

Fasten und genießen

Österreicher sind dafür bekannt, daß sie sinnesfrohe Menschen sind – Genießer, die gerne gut essen und trinken.
Warum also *Fasten für Österreicher?*
Ganz einfach: weil eins das andere nicht ausschließt, vielmehr auf natürliche Weise ergänzt. Essen ist die schönste Sache der Welt, nur – wer kann schon immer maßhalten? Fasten wiederum ist die einfachste Methode, um überschüssige Kilos loszuwerden, ohne Hungergefühl und bei bestem Wohlbefinden. Einzige Voraussetzung: Sie müssen gesund sein und bereit, für eine bestimmte Zeit auf Gewohntes zu verzichten.
Was Sie durch Fasten gewinnen können, kann sich sehen lassen:
- Bis zu sechs Kilogramm Gewichtsverlust in nur einer Woche.
- Der Körper wird von Gift- und Schlackenstoffen befreit.
- Das Bindegewebe strafft sich, die Haut wird schöner.
- Magen und Darm werden saniert, die körpereigene Abwehr kommt wieder in Schwung.
- Biologische Alterungsvorgänge verzögern sich.
- Sie fühlen sich „wie neugeboren", vitaler und leistungsfähiger.

Was Sie über *das selbständige Fasten für Gesunde* wissen müssen und was Sie dazu brauchen, sagt Ihnen dieser Ratgeber. Er geleitet Sie sicher durch die Fastenwoche, auch dann, wenn Sie bisher noch nie gefastet haben: vom Einstieg ins Fasten über die fünf Fastentage bis zum Fastenbrechen und Kostaufbau. Ein eigener Abschnitt, mit Rezepten aus der österreichischen Naturküche, eröffnet Ihnen die Chance, auf vollwertige, wohlschmeckende Ernährung umzusteigen. Der *Praxisteil* enthält Anleitungen fürs Glaubern, für Einlauf und Leberwickel.

20 Jahre ist es her, seit das *Selbständige Fasten für Gesunde* erstmals der Öffentlichkeit vorgestellt wurde. Seither haben Millionen von Menschen in ganz Europa nach der *Methode Dr. med. Lützner* gefastet. Viele haben das Fasten zum festen Bestandteil ihres Lebens gemacht – zum einen, weil sie damit ihre Gewichtsprobleme in den Griff bekamen, zum anderen, weil es für ihr persönliches Wohlbefinden unentbehrlich geworden war. Allen Landsleuten, die auf diesem Weg etwas für ihre Gesundheit tun möchten, soll dieser Fasten-Ratgeber ein zuverlässiger Begleiter sein.
Das wünschen sich die Autoren.

TEIL 1 – FASTEN-WISSEN

Genau Bescheid zu wissen ist der Schlüssel zum Erfolg. Hier finden Sie alles, was Sie über das Fasten wissen müssen: die fünf Grundregeln des Fastens. Was Fasten wirklich ist, wann und wo Sie am besten fasten, wie die Energieversorgung funktioniert und was Sie im Fasten meiden sollten.

Was ist Fasten?

Diese Frage wollen wir zuerst beantworten, denn viel Falsches und Mißverstandenes ist hierzulande im Umlauf.

Auf eine einfache Formel gebracht: *Fasten ist Verzicht auf feste Nahrung und auf Genußmittel – freiwillig und für eine begrenzte Zeit.*

Der Faster nimmt nur Flüssiges zu sich. Gemüsebrühen, Obst und Gemüsesäfte, Tees und Wasser. Er tut dies freiwillig und in eigener Verantwortung. Während des Fastens verzichtet er auf Alkohol, Nikotin, Kaffee und Süßigkeiten, Genußmittel, an denen er vielleicht hängt, die aber entbehrlich sind.

Das Fasten sollte bei Erstfastern sieben Tage nicht überschreiten, erfahrende Faster können bis zu zwei Wochen fasten. Voraussetzung fürs Fasten sind ein guter Gesundheitszustand und genügend körpereigene Reserven, von denen der Faster zehren kann.

Das ist nicht Fasten

- Unfreiwilliger Nahrungsentzug (Nahrungsmangel), wie er heute in den Dritte-Welt-Ländern überall vorkommt. Die Menschen haben zu wenig zu essen – sie hungern.
- Fasten als freiwilliger Nahrungsverzicht hat mit Hungern nichts zu tun! („Fasten ist nicht hungern – wer hungert, fastet nicht", Dr. med. Lützner.) Wer während des Fastens Hunger hat, macht etwas Grundlegendes falsch.
- Wer am Freitag Fisch ißt oder in der Zeit vor Ostern auf Fleisch verzichtet, fastet nicht, sondern ißt eine Art Schonkost.
- Genausowenig fasten Menschen, die irgendeine Diät durchführen oder kalorienreduzierte Gerichte zu sich nehmen.

Die Grundregeln 7

Die fünf Grundregeln des Fastens

Wer fastet und die folgenden *fünf Grundregeln* nicht konsequent befolgt, riskiert, daß seine Fastenwoche mißlingt oder nicht in Wohlbefinden verläuft.

Regel 1. Nichts essen, aber viel trinken. Wir nehmen im Fasten keine feste Nahrung zu uns, aber viel Flüssigkeit, die der Organismus braucht, um die gespeicherten Schlacken und Gifte ausschwemmen zu können. Da wir im Fasten nicht mehr Durst als gewöhnlich haben, müssen wir ganz bewußt eine bestimmte Menge kontrolliert trinken: Das sind, über den Tag verteilt, 1,5 Liter Wasser für Normalgewichtige, 2 Liter Wasser für Übergewichtige. Dazu kommt die gleiche Menge Flüssigkeit in Form von Tees, Fastensuppen und Säften.

Regel 2. Die Ausscheidungsvorgänge fördern. Während wir in unserem Alltag ganz darauf eingestellt sind, zu konsumieren und aufzunehmen, geht es im Fasten um Ausscheidung und Verzicht. Wir wollen ja all das, was wir vorher an Überschüssigem und nicht Erwünschtem gespeichert haben, im Fasten wieder loswerden, nämlich Speckpolster, Gifte und Schlackenstoffe. Ausgeschieden wird das alles über Darm, Haut, Lungen, Nieren, Zunge und Schleimhäute. Wie der Faster selbst für eine gute Funktion der Ausscheidungen sorgen kann, erfahren Sie auf Seite 10 f.

Regel 3. Bewegungs- und Ruhephasen einhalten. Beides ist im Fasten wichtig: sich bewegen (möglichst an der frischen Luft) sowie Ruhepausen einlegen. Seinen Bewegungsbedarf kann der Faster durch Wanderungen, Radtouren, Spaziergänge, gymnastische Übungen und Tanz decken. Zum Entspannen dienen die Mittagsruhe (mit Leberwickel, → Seite 61) und weitere Ruhepausen am Vormittag und Nachmittag.

Regel 4. Sich von Beruf und Alltag lösen. Fasten ist ein ganzheitliches Geschehen, das Körper, Geist und Seele gleichermaßen erfaßt. Menschen, die fasten, sollten deshalb Beruf und Alltag hinter sich lassen. „Statt Reizüberflutung von außen Begegnung mit sich selbst" (Dr. med. Lützner). Nur wenn Sie dies beherzigen, haben Sie die Chance, Fasten auch für die Korrektur falscher Lebens- und Ernährungsgewohnheiten zu nutzen.

Regel 5. Weglassen, was nicht lebenswichtig ist. Alles was unserem Körper im Fasten schaden könnte: Abführmittel, Entwässerungsmittel, Schlafmittel und anderen Medikamente. Genußmittel wie Nikotin, Alkohol in jeder Form, Kaffee, Süßigkeiten. Weglassen sollten wir auch Dinge, die uns daran hindern, seelisch wieder ins Gleichgewicht zu kommen: Radio und Fernsehen, Zeitschriften und Zeitungen.

Jeder kann fasten

Fastentradition. Von unseren Vorfahren haben wir die Fähigkeit geerbt, für eine gewisse Zeit von unseren Körperreserven zu leben. Wäre das nicht so, hätten die Menschen, als sie noch nicht Ackerbau und Viehzucht betrieben, wohl kaum überleben können. Auf Zeiten des Nahrungsüberflusses folgten Wochen und Monate, in denen sie nichts zu beißen hatten – eben Fastenzeiten. Fasten hat auch uralte religiöse Wurzeln: So gab und gibt es heute noch in allen großen Weltreligionen das Fasten als körperlich-seelische Reinigungsübung. „Sie gingen in die Wüste, fasteten und meditierten, hielten Zwiesprache mit ihrem Gott." In den Schriften der Essener, einer Lebens- und Glaubensgemeinschaft im alten Judäa aus dem 2. Jh. v. Chr., ist das Fasten im Alltag genau beschrieben.

Fasten als Überlebensstrategie. In der Tierwelt gibt es dafür viele Beispiele. Denken wir nur an die Säugetiere, wie Bär und Murmeltier, die sich im Sommer und Herbst ihren Winterspeck anfuttern, um dann vier Monate lang Winterschlaf zu halten. Wenn sie im Frühling ihre Höhlen verlassen, sind sie abgemagert, aber putzmunter. Auch aus der Vogelwelt gibt es in Sachen Fasten Erstaunliches zu berichten. Kaiserpinguine brüten in der Kälte des arktischen Winters zwei Monate lang, ohne in dieser Zeit Nahrung zu sich zu nehmen, und Zugvögel legen auf ihrer Wanderung ins Winterquartier Tausende Kilometer im Nonstopflug zurück. Den „Treibstoff" für diese Langstreckenflüge gewinnen sie aus Fettreserven, die sie vor dem Abflug angelegt haben.

Kurzfasten im Alltag. Auch in unserem Leben gibt es Formen des Fastens, ohne daß wir uns dessen bewußt sein müssen. Zum Beispiel die verlängerte Nahrungspause der Nacht: In diesen zehn bis zwölf Stunden wird ein Teil der tagsüber aufgenommenen Nahrung verdaut und in Stoffwechselvorgängen um- und abgebaut; die dazu nötige Energie kommt aus den Nahrungsspeichern unseres Körpers. Die Engländer nennen ihr Frühstück sehr treffend *Breakfast = Fastenbrechen*, die Bezeichnung für das Umschalten von einem Kurzfasten auf Nahrungszufuhr von außen.

Die Energieversorgung

Fit durch die Fastentage. Energie und Kraft für Ausdauerleistungen sind im Fasten genügend vorhanden.
Das hat eine Gruppe von deutschen Fastern unter der Leitung von Christof Michel bewiesen. Sie marschierte von Lübeck bis zum Bodensee und legte in drei Wochen eine Strecke von 1000 Kilometern zurück. Jede Woche einmal wurden die sportlichen Faster vom Heiligenberger Mediziner Dr. Kienzle untersucht, der sie bei bester Gesundheit fand, bevor er sie auf die nächste Etappe entließ. Zehn von den 31 Männern und Frauen im Alter von 26 bis 70 Jahren erreichten schließlich Überlingen, die übrigen hatten wegen Fußproblemen unterwegs aufgeben müssen. Die zehn Angekommenen wurden sofort vom Arzt untersucht: Sie hatten zwischen zehn und 15 Kilogramm abgenommen, waren aber sonst in bester Verfassung, seelisch ausgeglichen und stolz auf ihre Leistung.

Die Energieversorgung während des Fastens

Sobald wir den festen Entschluß gefaßt und damit die richtige innere Einstellung fürs Fasten gewonnen haben, beginnt der Organismus, auf „Ernährung von innen" umzustellen. Unterstützt wird dieser Vorgang durch das Glaubern – die „ultimative" Darmreinigung (→ auch Seite 58). Ist dies geschehen, wird die Produktion von Magensäure, Gallensäften und anderen Verdauungssäften eingestellt, das Hungergefühl erlischt.
Ausscheiden statt speichern. Die Versorgung mit Energie erfolgt nun aus den körpereigenen Depots. Abgebaut und in Energie umgewandelt werden Fette, die im äußeren Gewebe deponiert sind (Bauch, Hüften), aber auch Stoffwechselzwischenprodukte, die im Bindegewebe abgelagert sind.
Wichtig zu wissen: *Abgebaut wird im Fasten nur Überflüssiges*, niemals Lebensnotwendiges wie Organe oder Muskeln. Und: Bei einem Kurzfasten von fünf bis sieben Tagen ist auch *die Versorgung mit Eiweiß, Mineralstoffen, Vitaminen und Spurenelementen aus den Körperdepots sichergestellt.* Nachdem die Fähigkeit zu fasten beim Menschen genetisch angelegt ist, können wir alle Vorgänge, die im Fasten ablaufen, der Innensteuerung überlassen. Unser Beitrag zum Gelingen der Fastenwoche besteht einzig und allein darin, uns natürlich zu verhalten und die Fastenregeln gewissenhaft zu befolgen.

So funktioniert die „Müllabfuhr"

Was wir zuviel an Nahrung aufgenommen haben, wird gespeichert. In der Hauptsache sind dies Fette und Kohlenhydrate, die zu Fett umgebaut werden. Jeder kennt diese Depots in Form von Fettpolstern an Bauch, Gesäß und Hüften. Ebenso gespeichert wird tierisches Eiweiß, das wir nicht verbraucht haben, ein heute durch den Überkonsum von Fleisch, Eiern, Käse und anderen Milchprodukten weitverbreitetes Übel, das zu „Eiweißspeicher-Krankheiten" führen kann.

Eingelagert in diese Fett- und Eiweißdepots sind Gifte und andere Schadstoffe, die wir mit der Nahrung oder aus der Umwelt aufgenommen haben. Weitere Ablagerungen, und zwar vor allem im Bindegewebe und in den Gefäßinnenwänden, sind die Stoffwechselschlacken, also nicht restlos umgesetzte Nahrungsbestandteile. Ziel unseres Fastens ist es unter anderem, mit den Fettpolstern und dem Eiweißüberschuß auch die Gifte und Schlackenstoffe loszuwerden. Kein Wunder, daß die fürs Entgiften und Entschlacken zuständigen Organe im Fasten Schwerstarbeit zu leisten haben.

- *Die Niere* scheidet die wasserlöslichen Schlackenstoffe wie Harnsäure und Harnstoffe aus.
- *Leber, Galle und Darm* sorgen für Ausscheidung und Abtransport der fettgebundenen Schadstoffe: Lebensmittelrückstände wie Konservierungs- und Farbstoffe, Pestizide, Medikamentenrückstände, um nur einige zu nennen, und die eiweißgebundenen Schwermetalle.
- Auch über *Haut, Lunge, Zunge und Schleimhäute* werden Stoffwechselschlacken ausgeschieden.

Unterstützung der Ausscheidungen

Nachdem die Gifte und Schlacken aus den Depots herausgelöst sind, gelangen sie über Leber und Galle in den Darm. Damit sie nicht zum Teil wieder in den Blutkreislauf zurückgeführt werden, muß der Darm regelmäßig gereinigt werden. Dies geschieht am schonendsten mit dem Einlauf (→ Seite 59 f.), weitere Möglichkeiten der Darmentleerung sind Glaubersalz- oder Bittersalzgaben, wie wir sie vom Glaubern kennen (→ Seite 58).

Die Leber, unser wichtigstes Entgiftungsorgan, können Sie am besten durch die tägliche Mittagsruhe und den Leberwickel bei

Unterstützung der Ausscheidungen

ihrer Aufgabe unterstützen. Wie der Leberwickel richtig gemacht wird, ist auf Seite 61 ausführlich beschrieben.

Die Ausscheidungen über die Nieren fördern wir, indem wir täglich *sehr viel trinken*. Drei bis vier Liter Flüssigkeit pro Tag (je nach Körpergewicht) sind nötig, um den Prozeß der Ausscheidungen in Gang zu halten. Damit fördern wir auch die Ausscheidungen über die Haut: Denn wer viel trinkt, schwitzt besser. Daß dieser Weg erfolgreich verläuft, merken Sie spätestens dann, wenn unangenehme Körpergerüche auftreten.

Auch über Lunge, Schleimhäute und Zunge wird ausgeschieden. Das ist auch der Grund, weshalb im Fasten Bewegung an frischer Luft und Schlafen bei offenem Fenster so wichtig sind. Wenn nach einigen Tagen schlechter Mundgeruch auftritt und Ihre Zunge belegt ist, dann zeigt Ihnen dies, daß auch die Ausscheidung über diesen Weg gut funktioniert.

> **Tip für Erstfaster**
> Bei auftretendem Körpergeruch viel Bewegung im Freien machen und häufiger als sonst die Wäsche wechseln. Bei starkem Mundgeruch mit in Wasser aufgelöster Heilerde spülen, Zitronenspalten lutschen oder Kräuter kauen. Auch die Zunge mit der Zahnbürste bearbeiten. Wenn die Nase rinnt, ist das in der Regel kein Schnupfen, sondern ein natürlicher Ausscheidungsvorgang über die Schleimhäute.

Wer darf selbständig fasten?

Jeder *kann* fasten, aber nicht jeder *darf* selbständig fasten, so wie es in diesem Ratgeber beschrieben ist. Das selbständige Fasten nach Dr. med. Lützner ist *für Gesunde* konzipiert, die in Eigenverantwortung etwas für ihre Gesunderhaltung tun möchten. Gesund sein heißt im Sinne der WHO (World Health Organisation) *die Abwesenheit von Krankheit* – eine zwar einleuchtende Definition, die aber Grenzfälle zwischen Noch-gesund-Sein und Noch-nicht-krank-Sein nicht mit einschließt. Wer z. B. stark übergewichtig ist und zu hohem Blutdruck neigt oder in dessen Familie eine Disposition für Diabetes bekannt ist, sollte vor dem Fasten vom Arzt einen Check der Risikofaktoren machen lassen.

Nicht selbständig fasten dürfen
- Menschen, die an einer chronischen Krankheit leiden und regelmäßig Medikamente nehmen müssen (z. B. Hochdruck-, Diabetesmittel, blutgerinnungshemmende Mittel); ihnen empfehlen wir ein mehrwöchiges *Heilfasten* oder eine *F.-X.-Mayr-Kur*. Bei diesem klinischen Fasten wird der Kranke rund um die Uhr ärztlich betreut.
- Schwangere Frauen und stillende Mütter. Bei ihnen ist nicht auszuschließen, daß gespeicherte Umweltgifte in den kindlichen Blutkreislauf gelangen und dort Schäden verursachen.
- Menschen, die depressionskrank sind oder zu depressiven Verstimmungen neigen.
- Frischoperierte und Rekonvaleszente, die von einer gerade überstandenen Krankheit noch geschwächt sind.
- Alte und pflegebedürftige Menschen, deren körperliche und geistige Funktionen bereits eingeschränkt sind.
- Leser dieses Buches, denen alle Erklärungen nicht geholfen haben, ihre Bedenken und Ängste vor einem freiwilligen Nahrungsverzicht zu zerstreuen. Wer mit inneren Widerständen ins Fasten geht, muß damit rechnen, daß er damit den Umschaltungsprozeß blockiert.

Wann am besten fasten?

Die Wahl des günstigsten Zeitpunktes kann das Fasten durchaus positiv beeinflussen. Damit meinen wir: Fasten Sie dann, wenn Ihr Bedürfnis nach Entlastung besonders stark geworden ist, und zu einer Jahreszeit, die Sie gern mögen. Die Erfahrung zeigt, daß eine Fastenwoche im Frühjahr dem Bedürfnis vieler Menschen entgegenkommt. Die Winterzeit mit Kälte, Nebel und wenig Sonne bringt es mit sich, daß wir selten spazierengehen und wandern, uns dafür aber mit Süßigkeiten und „wärmenden" alkoholischen Getränken trösten. Kein Wunder also, daß schon seit jeher in der *traditionellen Fastenzeit* nach dem langen Winter und dem turbulenten Fasching der Wunsch nach Abnehmen und Selbstbeschränkung besonders groß war. Legen Sie Ihre Fasten-

woche zum Beispiel in die zweite Märzhälfte: da sind die Tage wieder länger, die Sonne wärmt bereits, und in der Natur liegt eine Aufbruchstimmung, die gut zur Neuorientierung im Fasten paßt.
Ein nicht unwichtiger Aspekt bei der Wahl der Fastenwoche ist *die richtige Mondphase*. Fastenleiter berichten immer wieder, daß die Mitglieder ihrer Gruppe bei abnehmendem Mond problemloser fasten. Vor allem in der Woche vor Neumond scheint die Ausscheidung besonders gut zu funktionieren.
Fasten im Berufsalltag ist nichts für Erstfaster! Wir empfehlen es auch erfahrenen Fastern nicht, weil unsere „normale" Lebensweise mit der ganzheitlichen Zielsetzung des Fastens nicht vereinbar ist. Fasten am Arbeitsplatz tut uns nicht gut, vor allem aber bleibt das geistig-seelische Fastenerlebnis auf der Strecke. Wenn Sie aus Sorge um Ihren Arbeitsplatz nur während der Arbeit fasten können, dann machen Sie es so, daß Sie den Entlastungstag auf den Freitag legen und am Samstag ins Fasten einsteigen. Am Montag, wenn Sie wieder zur Arbeit müssen, hat sich Ihr Organismus umgestellt, und Sie sind auch psychisch stabilisiert. Günstiger wäre es, wenn Sie noch drei Tage Urlaub nehmen und die restlichen Fastentage zu Hause verbringen.

Wo und wie fasten?

Allein fasten. Selbständig und in eigener Verantwortung fasten können Sie zu Hause oder an einem Urlaubsort, der Ihnen vertraut ist, und in einem Quartier, in dem Sie sich rundum wohl fühlen. Was Sie dort brauchen, ist Ruhe, Geborgenheit und eine Landschaft, durch die zu wandern Freude macht. Zu Hause fasten hat Vorteile, aber auch Nachteile. Das Positive: Es sind Ihre eigenen vier Wände, Sie sind umgeben von geliebten Menschen und vertrauten Gegenständen. Was negativ sein kann: Es ist schwer, sich den Alltagsproblemen zu entziehen, und Sie haben kaum die Möglichkeit, für sich zu sein, wenn Ihnen danach ist. Vor allem für Mütter ist es oft nicht einfach, wenn sie weiter jeden Tag kochen und für die Kinder dasein müssen. Zu Hause fasten bedeutet auch, daß in gewohnter Umgebung eingefahrene Verhaltensweisen den Weg in die Stille erschweren können.
Fasten mit dem Partner. Tun Sie sich zusammen, erleben Sie gemeinsam eine Fastenwoche. Wo auch immer – zu Hause oder am Urlaubsort, diese gemeinsame Erfahrung wird für Ihre Partner-

schaft ein Gewinn sein. Damit es ein Erfolgserlebnis wird, müssen Sie allerdings bedenken, daß für jeden von Ihnen das Bedürfnis, alleine zu sein, zu unterschiedlichen Zeiten auftauchen kann. Wie überhaupt das Loslassenkönnen im Fasten eine bedeutende Rolle spielt.

Fasten in der Gruppe. Am sichersten und wohlsten fühlt sich der Erstfaster in einer Fastengruppe an einem schönen Ferienort. Hier ist der Tagesablauf geregelt, die Fastenleiter sagen Ihnen, was Sie tun und was Sie lassen sollten und sorgen für die Fastenverpflegung. Mit dazu gehört in der Regel auch ein Begleitprogramm mit Fastenwanderungen, Gymnastik, Entspannungs- und Meditationsübungen, Tanz und Fastengesprächen.

Wer das Glück hat, an seinem Wohnort ausgebildete Fastenleiter zu finden, kann sich einer *ambulanten Fastengruppe* anschließen, die sich in regelmäßigen Abständen zu Gesprächen und Erfahrungsaustausch trifft.

Abnehmen im Fasten

Fasten ist die natürlichste und ungefährlichste Methode der Gewichtsabnahme. Der Fastende lebt dabei aus seinen körpereigenen Depots, die langsam abgebaut und in Energie umgewandelt werden. Man hat errechnet, daß ein Kilogramm Fettgewebe etwa 6000 Kalorien liefert, wobei aus der täglichen Fettverbrennung 1500 bis 2000 Kalorien gewonnen werden. Damit läßt sich im Fasten gut leben.

Erfahrungswerte zeigen, daß Männer im Fasten mehr abnehmen als Frauen. Auch die Gewichtskurve verläuft beim Mann anders als bei der Frau: Während Frauen kontinuierlich an Gewicht verlieren, kann es bei den Männern am dritten oder vierten Fastentag zu einem Stillstand der Gewichtsreduktion kommen. Die Ursachen sind nicht ganz klar; oft ist es ein Wasserstau, verursacht durch herauszulösendes Salz, das durch die Nieren ausgeschieden werden muß. (Das ist typisch für Menschen mit erhöhtem Salz- und Wassergehalt im Bindegewebe.) Die Gewichtsabnahme erreicht am Morgen des zweiten Aufbautages ihren tiefsten Punkt; sie beträgt bei leicht übergewichtigen Frauen vier bis fünf Kilogramm, bei leicht übergewichtigen Männern fünf bis sechs Kilogramm, also um etwa ein Kilogramm mehr. Nach dem dritten Aufbautag ist bei Männern in der Regel eine Gewichtszunahme von knapp einem Kilogramm zu verzeichnen (bei Frauen etwas weniger). Die Ursache: Der Körper scheidet nach dem Fastenbrechen nicht mehr so viel Wasser aus, außerdem nehmen wir wieder Nahrung zu uns.

Gewichtsbilanz. Notieren Sie am Morgen des Entlastungstages das Ausgangsgewicht und an allen Fastentagen das Tagesgewicht in der Wiegekarte (siehe unten), am Morgen des zweiten Aufbautages dann das Endgewicht. Die Differenz zwischen Ausgangsgewicht und Endgewicht zeigt Ihnen, wieviel Sie in der Fastenwoche tatsächlich abgenommen haben. Kontrollieren Sie Ihr Gewicht auch in den folgenden Wochen und Monaten weiter. Wer sich angewöhnt, mit der Waage zu leben, merkt viel eher, wenn er wieder einmal zu entgleisen droht.

Und wenn Sie nach dem Fasten richtig aufbauen und sich in der Nachfastenzeit vollwertig ernähren, müßte es Ihnen eigentlich gelingen, auch später unter Ihrem früheren Gewicht zu bleiben.

Wiegeregeln

- Steigen Sie jeden Tag um die gleiche Zeit auf die Waage, am besten morgens, nachdem Sie Wasser gelassen und den Einlauf gemacht haben.
- Wiegen Sie sich entweder immer nackt oder mit Schlafanzug/ Nachthemd.
- Notieren Sie das Tagesgewicht sofort in der Wiegekarte.

Fasten-Wiegekarte		
Datum	*Tag der Fastenwoche*	*Gewicht (kg)*
	Morgen Entlastungstag	
	Morgen 1. Fastentag	
	Morgen 2. Fastentag	
	Morgen 3. Fastentag	
	Morgen 4. Fastentag	
	Morgen 5. Fastentag	
	Morgen 1. Aufbautag	
	Morgen 2. Aufbautag	
	Das haben Sie abgenommen	

Was im Fasten anders ist

Die im folgenden aufgeführten vorübergehenden Veränderungen gehören zum Fasten, sind also kein Grund zur Beunruhigung. Jeder Faster sollte sie aber kennen.
Wenn sie auftreten, zeigt das nur an, daß Sie voll im Fasten sind und die Ausscheidungen programmgemäß ablaufen. Nach Beendigung des Fastens stellt der Körper den ursprünglichen Zustand wieder her, unangenehme Begleiterscheinungen wie niedriger Blutdruck, Stimmungsschwankungen oder Mundgeruch verschwinden.

Veränderungen in der Fastenwoche

Frieren. Wer fastet, neigt zum Frösteln, der eine mehr, der andere weniger. Ursache: Unser Organismus läuft auf Energie-Sparprogramm. Gegenmaßnahmen: wärmer anziehen, viel Bewegung an frischer Luft, Wärmflasche benutzen, warmes Fußbad machen.
Geruchs-/Geschmacksempfindungen. Im Fasten schmeckt und riecht man intensiver. Auch das „normalisiert" sich einige Zeit nach dem Fasten leider wieder.
Haut. Ist im Fasten besser durchblutet, strafft sich, Wimmerln und Unreinheiten verschwinden. Kleinere Falten glätten sich. Die Haut starker Raucher bekommt wieder ein normaleres Aussehen.
Hunger. Erlischt in der Regel am ersten Fastentag. Bei Aufflackern von Hungergefühlen viel Wasser trinken oder einen Einlauf machen (→ Einlaufpraxis Seite 59 f.). Hungergefühle nicht mit Lust auf Süßigkeiten oder mit Entzugserscheinungen von Rauchern und Gewohnheitstrinkern verwechseln.
Körpergeruch. Tritt mehr oder weniger stark auf, ist aber in der ersten Fastenwoche nicht so intensiv wie bei längerem Fasten. Maßnahmen: verstärkte Körperhygiene, öfter die Wäsche wechseln. Viel Bewegung an frischer Luft.
Merkfähigkeit. Ist im Fasten schlechter, zumindest in den ersten Tagen. Kann beim Fasten im beruflichen Alltag unangenehm sein.
Monatsregel. Kann sich im Fasten verzögern oder ganz ausbleiben. Vorsicht bei natürlicher Geburtenkontrolle!
Müdigkeit. Die meisten kommen aus Alltagshektik und Berufsstreß ins Fasten. Da ist Müdigkeit eine normale körperliche Reaktion. Sie wird verstärkt durch den abnehmenden Blutdruck im Fasten.

Was im Fasten anders ist

Mundgeruch. Tritt in der Fastenwoche in leichter Form auf. Ursache: Ausscheidungen über Lunge, Zunge und Schleimhäute. Abhilfe: öfter Zähneputzen, Heilerde in Wasser aufgelöst trinken, Zitronenspalten lutschen oder Kräuter kauen. Viel Bewegung an frischer Luft oder Atemübungen beim offenen Fenster.

Reaktionen. Körperreaktionen sind im Fasten etwas verlangsamt. Vorsicht deshalb beim Autofahren und bei der Ausübung von Sport.

Ruhebedürfnis. Ist in den ersten Fastentagen deutlich größer. Ebenso der Wunsch, sich zurückzuziehen. Der Partner sollte dies wissen und tolerieren.

Schleimhäute. Sind im Fasten an der Ausscheidung beteiligt („die Schleimhäute schleimen"). Es muß also kein Schnupfen sein, wenn die Nase rinnt.

Schlaf. Im Fasten kommt der Organismus mit weniger Schlaf aus. Nicht ärgern – einfach annehmen. Maßnahmen: getrennte Schlafzimmer, damit der Partner nicht gestört wird, wenn Sie Licht machen und lesen. Das hilft: Kneippsche Körperwaschungen und Schlaftees (Rezepte → Seite 21).

Stimmungsschwankungen. Können im Fasten kurzfristig auftreten. Maßnahmen: Gespräche mit Freunden, Spaziergänge an frischer Luft, Beruhigungstees (Rezepte → Seite 21).

Sexualität. Kann im Fasten verändert sein, in der einen oder anderen Richtung.

Sauna. Wird im Fasten oft schlecht vertragen, weil sie den Kreislauf belastet, vor allem bei Sauna-Ungeübten.

Urin. Ist im Fasten zeitweise gelb bis dunkelgelb und riecht penetrant. Ursache: Im Fasten wird vermehrt Harnsäure ausgeschieden. Maßnahmen: täglich eine Zitrone in Spalten schneiden und auslutschen oder in den Tee geben. Viel Wasser trinken.

Das sollten Sie im Fasten meiden

Wir möchten hier keine Verbote aussprechen, Ihnen vielmehr klarmachen, was Sie im Fasten weglassen oder meiden sollten, weil es Ihnen schaden könnte. Mit dem freiwillig gefaßten Entschluß, selbständig zu fasten, haben Sie die Verantwortung für Ihre Gesundheit in die eigenen Hände genommen. Sie haben jetzt die Chance, nach einer Zeit des ungebremsten Konsums ein wenig Verzicht einzuüben. Daß dabei „Entzugserscheinungen" auftreten, gehört dazu. Der Versuch lohnt sich: Spätestens am Ende der Fastenwoche werden Sie feststellen, daß es auch ohne diese „Krücken" geht, die in Ihrem Leben bisher so unentbehrlich zu sein schienen.

Generell gilt: Lassen Sie weg, was – in der ursprünglichen Bedeutung des Wortes – über-flüssig ist. Wer sich beim Rauchen und beim Alkohol nicht enthalten kann, muß mit massiven Problemen rechnen, außerdem setzt er den Erfolg der Fastenwoche aufs Spiel.

Alkohol. Bitte keine alkoholischen Getränke während des Fastens! Wie bei allen Suchtgiften verstärkt sich auch die Wirkung des Alkohols beim Fasten um ein Vielfaches. Der Fastenstoffwechsel wird durch Alkohol negativ beeinflußt, die Verdauungssäfte beginnen wieder zu fließen, und die im Fasten stark beanspruchte Leber kann überfordert werden. Wenn Sie gewohnt waren, regelmäßig Bier, Wein oder gar harte Sachen zu konsumieren, dann lassen Sie von Ihrem Arzt vor und nach dem Fasten einen *Lebertest* machen. Das Ergebnis ist verblüffend und zeigt, wie rasch sich die Leber im Fasten regenerieren kann; bereits nach einer Woche liegen die Leberwerte wieder im Normalbereich – vorausgesetzt, Sie sind abstinent geblieben.

Rauchen. Nikotin ist das in unserer Gesellschaft am weitesten verbreitete Suchtgift und nachgewiesenermaßen der größte Risikofaktor bei der Entstehung von Lungenkrebs. Machen Sie sich das bewußt, wenn Sie Raucher sind, und nutzen Sie die Fastenwoche dazu, um von der Zigarette loszukommen. Erleichtert wird der Verzicht durch eine gewisse Nikotinunverträglichkeit. Das haben uns Raucher immer wieder bestätigt, die in den ersten Fastentagen eine Zigarette anzündeten, sie nach ein paar Zügen aber enttäuscht wegwarfen: sie schmeckte nicht. Raucherverhalten ist übrigens sehr stark an Essen, Trinken und an Streß im Beruf gekoppelt – Situationen, die im Fasten ohnedies wegfallen.

Kaffee/Tee. „Ohne meine zwei bis drei Tassen Kaffee komme ich in der Früh nicht in Schwung." – „Ich brauche den Kaffee wegen meines niedrigen Blutdrucks." So und ähnlich lauten die Argumente der Kaffee- und Teetrinker, wenn sie für einige Zeit auf ihre gewohnten „Muntermacher" verzichten sollen. Wirkungsvolle Methoden, mit denen man den Blutdruck zum Steigen bringt und ohne Koffein in Schwung kommt, sind Kneippsche Wasseranwendungen (einige Bücher mit Anleitungen dazu finden Sie in den Literaturhinweisen auf Seite 62). Vor allem den Kaffee sollten Sie

Das sollten Sie meiden

im Fasten unbedingt meiden, schon wegen der Säure, die Magenbeschwerden hervorruft. Schwarzer oder grüner Tee kann in verdünnter Form getrunken werden, allerdings nicht mehr als zwei Tassen am Tag.

Medikamente. Für alle, die zum erstenmal fasten, sei hier noch einmal darauf hingewiesen, daß das Fasten nach Dr. med. Lützner nur von Gesunden praktiziert werden darf. Wer wegen einer chronischen Erkrankung in Behandlung ist und regelmäßig Medikamente einnehmen muß, darf diese nur nach Rücksprache mit seinem Arzt absetzen.

Gesunde, die gewohnt waren, Abführmittel, Schlafmittel, Appetitzügler oder andere nicht rezeptpflichtige Mittel regelmäßig einzunehmen, müssen diese während des Fastens weglassen. Zum einen, weil sie im Fasten überflüssig sind, zum anderen, weil sie den Fastenstoffwechsel empfindlich stören würden.

Süßigkeiten bitte während des Fastens strikt meiden! Einzige Ausnahme ist ein halber Löffel Honig im Tee. Auch kein Traubenzucker und keine Zuckerln, auch nicht dann, wenn sie als „Gesundheitsbonbons" deklariert sind. Und keine Limonaden oder anderen Getränke, die Zucker bzw. Süßstoff enthalten.

Fernsehen, Radio, Zeitung. Die sogenannten „Kommunikationsmittel" haben bei uns einen Grad der Einflußnahme erreicht, daß man ohne Übertreibung von Manipulation und Terrorisierung des Konsumenten sprechen kann. Vor allem Singles und Hausfrauen, die den ganzen Tag allein bleiben, sind häufig Opfer der Dauerberieselung durch Radiomusik, seichte Fernsehunterhaltung und ständige Werbeeinschaltungen. Sie nimmt Ihnen zwar ein wenig das Gefühl des Alleinseins, bringt aber bestenfalls Zerstreuung, selten Erbauung. Auch die tägliche Zeitungslektüre und das Blättern in Illustrierten füllen uns mit Informationen an, die wir nicht wirklich brauchen.

TEIL 2 – VORBEREITUNGEN

Wie bereite ich mich richtig vor, was muß ich noch besorgen? Antworten auf diese Fragen und Einkaufslisten finden Sie auf den folgenden Seiten. Außerdem erfahren Sie, wie ein Fastentag abläuft – vom „Aktiven Erwachen" bis zu den Vorbereitungen auf die Fastennacht. Ein Fasten-Tagesprogramm, das Spaß macht und Sicherheit gibt.

Das brauchen Sie zum Fasten

Wer fastet, ändert vorübergehend sein gewohntes Leben. Die Ordnung des Alltags wird von den Regeln der Fastenwoche abgelöst. Die Vorbereitungen dafür beginnen einige Tage vor Fastenbeginn mit dem Einkauf der Fastenverpflegung und mit der Besorgung des Fastenzubehörs und enden mit dem „Reinen-Tisch-Machen" am Entlastungstag (→ Seite 33 f.). Legen Sie alles bereit, ganz egal, ob Sie zu Hause fasten werden oder die Koffer für eine Reise an den Fasten-Urlaubsort packen. Auf Ihrem Einkaufszettel sollte alles

Fastenzubehör	Kleidung und Wäsche
30 g (Übergewichtige 40 g) Glaubersalz (Apotheke) 30 g Bittersalz (Apotheke) 1 Einlaufgerät mit Darmrohr (aus der Apotheke oder dem Sanitätsgeschäft) 1 Flasche Hautöl 1 Bürste (Naturhaar) oder 1 Bürstenhandschuh 1 Packung Heilerde/fein (aus der Apotheke) 1 Heublumensack 1 Thermoskanne Schreibzeug, Mal- und Zeichenutensilien	Sportkleidung (Trainingsanzug, Sportschuhe, Mütze) Wanderkleidung und Wanderschuhe, Regenschutz Hausschuhe Pullover (für kalte Tage) Unterwäsche (zum Wechseln für jeden Tag) 1 Leinentuch für Leibwickel 1 kleines Handtuch 1 Badetuch zum Drauflegen beim Einlauf 1 Wärmflasche 1 Wolldecke 1 Paar Wollsocken

Das brauchen Sie 21

vermerkt sein, was Sie am Entlastungstag und in den Fastentagen brauchen. Für die Aufbautage können Sie dann an einem der letzten Fastentage einkaufen gehen.
Prüfen Sie anhand der Listen auf Seite 20, was Sie schon im Haus haben und was Sie noch besorgen müssen.

Fastentee
Das Trinken von Tee im Fasten erzeugt einen beständigen Flüssigkeitsstrom vom Bauchraum zu den verschiedenen Ausscheidungsorganen: vom Zentrum zur Peripherie, von wo die Flüssigkeit gemeinsam mit Schlacken ausgeschieden wird.
Pflanzen für die Tees können Sie selbst sammeln und trocknen, wofür es allerdings guter Pflanzenkenntnis bedarf. Fertige Tees, auch Teemischungen, erhalten Sie in der Apotheke. Die meisten Apotheker fertigen Ihnen auf Wunsch eine bestimmte Teemischung an.

Tee-Zubereitungsformen
Faustregel: Man nimmt 1 TL auf 1/4 l Wasser.
- *Aufguß:* mit kochendem Wasser übergießen; geeignet für frische Kräuter (10 Min. bei Blättern, 5 Min. bei Blüten ziehen lassen).
- *Aufkochung:* mit kaltem Wasser zustellen und aufkochen; geeignet z. B. für Maisgriffel oder ganze Wurzeln und Samen.
- *Kaltansatz:* mit kaltem Wasser über Nacht ansetzen, am Morgen erwärmen und abgießen; geeignet für Leinsamen.

Anwendungen
Morgentee ist kreislaufanregend. Gut eignen sich – in dieser Reihenfolge – Pfefferminze, Rosmarin, eventuell russischer Tee
Schlaf- und Beruhigungstees: Zitronenmelisse, Kamille, Johanniskraut, Lavendel
bei Verspannung eignen sich besonders Enzian und Wermut
Ausleitend: Zinnkraut, Birkenblätter, Brennessel, Bohnenschale, Brunnenkresse, Goldrute – aber Vorsicht, diese Tees haben eine starke Wirkung
Leberanregend: Löwenzahn, Wermut, Mariendistelsamen, Schafgarbe.
Magentee: zu gleichen Teilen Pfefferminze, Melisse, Kamille
Magen-Darm-Tee: zu gleichen Teilen Fenchel, Kümmel, Anis
Rheumatee: Maisgriffel, Zinnkraut
Stoffwechsel-Teemischung mit großer Breitenwirkung (Entschlackung, Hautwirkung, antiallergische Wirkung):

Fastenverpflegung

Tee: verschiedene Kräuter- oder Früchtetees
5–10 Naturzitronen, ungespritzt
1 kleines Glas naturbelassenen Imkerhonig
Fastensuppe: 1 kg Kartoffeln, 5 Portionen Suppengemüse, Gewürze, Gemüse (Reste) nach jahreszeitlichem Angebot und Kräuter zum Mitkochen (ca. 1 kg für 5 Fastentage; z. B. Zucchini, Spinat, Tomaten, Kohlrüben), ¼ kg Dinkel, geschrotet (→ Rezept auf Seite 38)
Hafer- oder Reisschleimsuppe: je ¼ kg Hafer(flocken), Reis, Leinsamen (für Magen-Darm-Empfindliche)
Säfte: 1 bis 1½ l Obst- oder Gemüsesaft, ohne Zucker- oder Salzzusatz, biologische Qualität, z. B. Karottensaft, Sauerkrautsaft, Roter-Rüben-Saft, Orangensaft; oder täglich 1–2 Stück Obst zum Pressen
Nur wenn kein unbelastetes Quell- oder Leitungswasser zur Verfügung steht: 10 l kohlensäure- und salzarmes Mineralwasser
½ l Buttermilch

(zu gleichen Teilen) je 50 g: Lindenblüte, Holunderblüte, Birkenblatt, Brennesselkraut, Löwenzahnwurzel und -kraut, wildes Stiefmütterchenkraut, Minze, Queckenwurzel. Dieser Tee ist hochwirksam, wenn Sie 1 TL mit ½ Liter Maisgriffeltee überbrühen und 10 bis 15 Minuten ziehen lassen.

Empfehlenswerte Teemischungen für die Fastentage sind auch: Pfefferminze, Melisse, Salbei; Zitronengras, Apfelschalen, Löwenzahn; Enzian, Steinklee, Rosmarin.

Tip für Erstfaster

Für die Versorgung während der fünf Fastentage, so wie wir sie in diesem Buch vorschlagen, benötigen Sie: Pfefferminztee; Kamille-Pfefferminz-Melissentee-Mischung (zu gleichen Teilen); Rosmarintee; Maisgriffel (aus der Apotheke); schwarzer Tee, grüner Tee oder Matetee; Kamillentee; Leber-Galle-Tee; Nieren-Blasen-Tee; Johanniskrauttee; Lavendelblütentee.
Tees und Teemischungen erhalten Sie in der Apotheke.

Das gewinnen Sie beim Fasten

Fasten ist zunächst eine *Selbsterfahrung*, die das Selbstbewußtsein ungemein stärkt. Nach einer Fastenwoche wissen Sie aus eigenem Erleben: Ich kann eine Zeitlang ohne Essen auskommen, fühle mich dabei wohl und bin körperlich leistungsfähig. Wer den Mut aufgebracht hat, selbständig zu fasten, allen Vorurteilen und Ressentiments zum Trotz, die Angehörige, Freunde und Arbeitskollegen dagegen vorzubringen wußten, darf zu Recht stolz sein. Leider sind auch heute noch immer Ärzte unter den Warnern vor den Gefahren des Fastens. Fragt man nach, dann zeigt sich, daß es oft an eigenen Erfahrungen mit dem Fasten mangelt.

Was bringt Menschen dazu, eine Woche lang auf feste Nahrung zu verzichten? Die meisten führen an, daß sie sich nicht mehr wohl gefühlt haben: Übergewicht (die Kleider passen nicht mehr), ständige Darmprobleme, ein Gefühl von Übersättigung, von Verstopftsein. Dazu kamen Dauerstreß im Beruf, Probleme in Familie und Partnerschaft und eine lästig gewordene Abhängigkeit von Genußmitteln wie Zigaretten, Alkohol, Kaffee, Süßigkeiten.

Welches auch immer Ihr Grund fürs Fasten ist, am Ende der Fastenwoche werden Sie reich beschenkt in den Alltag zurückkehren. Fasten ist nämlich nicht nur eine wirksame Methode zur Gewichtsabnahme, sondern auch eine Therapie, die den ganzen Menschen erfaßt. So kommt es, daß für viele, die zunächst wegen der schnellen Gewichtsreduktion gefastet hatten, beim zweiten oder dritten Mal das neue Lebensgefühl viel wichtiger geworden ist, während sie das Abnehmen bloß als willkommenen Nebeneffekt ansehen.

Das alles bewirkt das Fasten

Gewichtsreduktion. Bis zu sechs Kilogramm können Männer, bis zu fünf Kilogramm Frauen in einer Fastenwoche abnehmen – und das ohne Hungergefühl und bei bestem Wohlbefinden. Damit dürfte Fasten die einfachste und wirkungsvollste Methode sein, um überflüssige Kilos loszuwerden.

Entgiften und entschlacken. Beim Abbau der Fett- und Eiweißdepots werden auch Gift- und Schlackenstoffe herausgelöst und mit ausgeschieden.

Entstauung des Bindegewebes, schönere Haut. Auch aus dem Bindegewebe werden Schlacken herausgelöst. Die Haut strafft sich, sie wird glatter, Wimmerln und Unreinheiten verschwinden.
Sanierung des Darms. Die Verdauungsvorgänge ruhen im Fasten. Durch den Einlauf wird der Darm gereinigt, die Darmflora kann sich regenerieren.
Stärkung des Immunsystems. Darmsanierung und psychosomatische Wirkung des Fastens sorgen dafür, daß die körpereigene Abwehr wieder in Schwung kommt. Das ist eine wirkungsvolle Vorsorgemaßnahme gegen Erkältungen und andere Erkrankungen.
Neuregulierung des Stoffwechsels. Während der Fastenwoche und der darauffolgenden Aufbautage hat der Organismus Gelegenheit, das Stoffwechselgeschehen neu zu regulieren. So können sich durch das Fasten erhöhte Blutfettwerte normalisieren, Bluthochdruck oder Rheumaschmerzen verschwinden.
Verzögerung biologischer Alterungsvorgänge. Altwerden kann man nicht verhindern, wohl aber Alterungsvorgänge verlangsamen. Dazu dienen auch vollwertige Ernährung und regelmäßige Bewegung. Wenn Sie das Fasten in seiner ganzheitlichen Wirkung nutzen wollen, dann hält es für Sie noch einige weitere Möglichkeiten bereit (→ „Der neue Weg", Seite 44 ff.).
Fasten ist auch ein starker Impuls zur Änderung falscher Ernährungsgewohnheiten, mit dem Ziel, maßvoll essen und sinnvoll genießen zu lernen;
der Weg, vor wichtigen Entscheidungen gedankliche Klarheit zu gewinnen, offen zu werden für Neues, kreativ zu werden;
die Chance, von schädlichen Genußmitteln wie Alkohol und Nikotin loszukommen;
die Möglichkeit, Verzicht einzuüben, nämlich wegzulassen, was nicht lebenswichtig ist, mit weniger zufrieden zu sein, ohne das Gefühl, etwas entbehren zu müssen.

Tip für den Erstfaster

Gehen Sie mit dem Vorsatz ins Fasten, das Beste daraus zu machen. Und lassen Sie sich überraschen, welche körperlichen Veränderungen besonders deutlich sein werden. Machen Sie sich aber darauf gefaßt, daß auch seelisch bei Ihnen einiges in Bewegung gerät.

Ein Fasten-Tagesprogramm

Wer in einer Gruppe fastet, geführt von erfahrenen Fastenleitern, lebt nach einem Tagesprogramm, das alle Einzelheiten regelt und ein ausgewogenes Verhältnis von Aktivitäts- und Ruhephasen aufweist – vom „Aktiven Erwachen" bis zum harmonischen Tagesausklang. Wenn Sie alleine fasten, mit Ihrem Lebenspartner oder mit Freunden (zu Hause oder an einem Urlaubsort), sollten Sie sich den Tag ebenfalls genau einteilen. Der folgende Abschnitt zeigt Ihnen, wie ein gut gestalteter Fastentag aussehen könnte. Versuchen Sie sich an diesem *Tagesprogramm* zu orientieren. Es ist aus jahrzehntelanger Erfahrung mit Fastenden entstanden, hat sich bewährt und wird auch Ihnen helfen, die Fastenwoche zu einem „Urlaub für Leib und Seele" zu gestalten. Über den Verlauf des Fastens vom ersten bis zum fünften Fastentag informiert Sie der *Fasten-Tageskalender* von Seite 39 bis 43.

Aktives Erwachen. Die Tage der Umstellung sind gut überstanden, Ihr Körper hat sich auf die „Ernährung von innen" eingestellt. Sie wachen vielleicht etwas früher als sonst auf, fühlen sich geistig und seelisch erfrischt, körperlich jedoch etwas schlapp. Die Ursache kennen wir schon: Es ist der im Fasten niedrigere Blutdruck, Sie kommen langsamer auf Touren.
Jetzt ist „Aktives Erwachen" angesagt! Das beginnt mit der *Mobilisierung im Bett:* Räkeln Sie sich wie eine Katze und gähnen Sie dabei ungehemmt, dann recken Sie die Arme und machen ein paarmal abwechselnd Faust und gestreckte Finger. Erst danach setzen Sie sich im Bett auf und stellen die Füße auf den Boden. Sobald sich der Organismus an die senkrechte Lage angepaßt hat, stehen Sie auf und gehen durchs Zimmer. Erste Station ist das Fenster, das Sie weit aufmachen. Sie ziehen das Nachthemd oder den Schlafanzug aus und nehmen am Fenster ein kurzes *Luftbad.* Während Sie zehnmal tief ein- und ausatmen, streicht die frische Morgenluft über Ihre Haut, ein leichter Schauer überrieselt Ihren Körper. Wer seiner Haut noch etwas besonders Gutes tun möchte, führt gleich anschließend eine *Trocken-Bürstenmassage* durch, ein altbewährtes Hausmittel zur Durchblutungsförderung der Haut und zur Anregung des Kreislaufs. Danach geht's in die Dusche zur *Kalt-/Warmwasser-Anwendung;* wer diese Form des Gefäßtrainings noch nicht gewohnt ist, beschränkt sich anfangs darauf,

Arme, Beine und Gesicht zuerst mit warmem, anschließend mit kaltem Wasser abzuwaschen. Nach dem Duschen kräftig abfrottieren und dann gleich anziehen. Sie sind jetzt wohlig-warm und hellwach. Auch wenn Sie noch keinen Durst verspüren sollten: Trinken Sie ein Glas Wasser – langsam, Schluck für Schluck, zur Unterstützung der Ausscheidungen.

Der Morgengang. Gewinnen Sie den Morgen, erleben Sie den beginnenden Tag bewußt und freudig. Der Morgengang sollte 20 bis 30 Minuten dauern und nach Möglichkeit über Felder und Wiesen, durch den Wald, durch Grünanlagen oder einen Park führen. Wandern Sie zügig, um „in Gang zu kommen", schweigen Sie dabei und richten Sie Ihre Aufmerksamkeit auf die Natur: Sie hören den Vogelgesang, sehen Pflanzen am Wegrand und Lichtreflexe an den Zweigen der Bäume. Sie spüren den Morgenwind, der Gerüche und Geräusche mit sich trägt. An einer schönen Stelle machen Sie halt, um in die Sonne zu blinzeln. Sie schließen die Augen, genießen die wärmenden Strahlen und freuen sich still darüber. Nach der Rückkehr vom Morgengang, der Bewegung und Sinnerlebnis gleichermaßen zum Inhalt haben sollte, gibt es den *Morgentee*, eine willkommenen Labung für Leib und Seele. Das kann ein Pfefferminztee sein, ein Rosmarintee oder eine Mischung aus Pfefferminz, Melisse und Kamille für Magenempfindliche. Für Faster mit niedrigem Blutdruck ist auch eine Tasse dünner Schwarztee, Matetee oder Ginsengtee erlaubt, mit einem halben Teelöffel Honig gesüßt.

Die tägliche Darmreinigung. Wer problemlos und beschwerdefrei fasten möchte, muß für eine regelmäßige Ausscheidung über den Darm sorgen. Noch nach Tagen können Ablagerungen den Dickdarm erreichen. Und jeden Fastentag landen Schlacken und Giftstoffe im Darm, die in einem fortwährenden Prozeß während des Fastens aus den Körperdepots herausgelöst werden. Alle diese Rückstände müssen ausgeschieden werden, bevor sie erneut in den Blutkreislauf gelangen, wo sie Kopfweh und andere Beschwerden verursachen würden. Machen Sie den *Einlauf* gleich nach dem Morgentee, noch bevor Sie etwas anderes unternehmen. Der Einlauf am Morgen ist die beste Garantie für einen beschwerdefreien Fastentag (→ „Praxis Einlauf", Seite 59 f.). Nur wer mit dem Einlauf nicht zurechtkommt, macht die Darmreinigung mit Bittersalz (ein Teelöffel auf $1/4$ Liter warmes Wasser).

Tagesprogramm

> **Warnhinweis**
> Verwenden Sie im Fasten niemals Abführmittel, auch dann nicht, wenn Sie vorher ständig welche genommen haben.

Der Vormittag im Fasten. Faster haben anfangs oft das Bedürfnis, nach dem Einlauf zu ruhen. Tun Sie es, wenn Ihnen danach ist, aber bitte nicht länger als 20 Minuten, sonst ist der Schwung des „Aktiven Erwachens" dahin. Nutzen Sie die Stunden bis Mittag für körperliche Aktivitäten wie Gymnastik, Spazierengehen, aber auch für kreatives Tun wie Zeichnen, Malen, Lesen, Briefe schreiben. Versuchen Sie zu erspüren, ob Ihr Körper ein echtes Ruhebedürfnis hat oder ob Sie sich gerade hängenlassen. Wenn Sie erkennen, das es letzteres ist, dann raffen Sie sich auf: Durch tiefes Ein- und Ausatmen („Schnaufen") am offenen Fenster oder durch einen kurzen Spaziergang an der frischen Luft ist der „Durchhänger" leicht zu überwinden. Auch Trinken hilft meist sofort. Denken Sie bitte daran, daß bis Mittag die Hälfte Ihres Wasserbedarfs gedeckt sein sollte.

Fastensuppe und Mittagsruhe. Zu Mittag gibt es die Fastensuppe (→ Rezept Seite 38). Sie ist zwar nicht üppig, aber für den Erstfaster dennoch ein Labsal, auf das er sich immer wieder freut. Etwas Warmes im Magen, der köstliche Gemüsegeschmack im Mund und der Duft der dazu gereichten Kräuter in der Nase bauen richtig auf. Löffeln Sie die Suppe schweigend und langsam.
Die anschließende *Mittagsruhe mit Leberwickel* sollten Sie sich zur Pflichtübung machen. Ihrer Leber zuliebe, die im Fasten die Hauptarbeit zu leisten hat und im Liegen besser entgiftet. Die Durchblutung der Leber wird durch den feuchtwarmen Leibwickel gefördert, der auch den Stoffwechselprozeß anregt. Wie der Leberwickel richtig gemacht wird, ist auf Seite 61 genau beschrieben. Die meisten Faster nutzen die Mittagsruhe zu einem Schlaf, aus dem sie erfrischt erwachen, gestärkt für die körperlichen Aktivitäten des Nachmittags.

Fasten und Wandern. Für den Nachmittag ist Wandern oder Radfahren angesagt, für Bewegungsungeübte ein ausgedehnter Spaziergang. Bewegung an frischer Luft fördert die Ausscheidungen

über die Haut und über die Lunge, und sie fördert die Stoffwechselprozesse im Fasten. Faster, die nicht gerne alleine gehen, sollten sich mit einem Freund/einer Freundin verabreden – eine gute Gelegenheit, über das Fastenerlebnis zu sprechen.
Wandern kann man übrigens bei jedem Wetter. Merke: Es gibt kein schlechtes Wetter, nur falsche Bekleidung. Vor dem Start, unterwegs und nach der Rückkehr bitte trinken, damit Sie auf Ihren Tagesbedarf an Flüssigkeit kommen.

Fastenabend. Nach der Rückkehr von der Wanderung werden Sie sich unter der Dusche erfrischen und eine halbe Stunde ruhen wollen. Spätestens um 18 Uhr gibt es den *Abendtrunk*. $1/8$ bis $1/4$ Liter Obst- oder Gemüsesaft, zu gleichen Teilen mit Wasser verdünnt. Wer auf Obstsäure empfindlich reagiert, nimmt besser Gemüsesaft. Auch den Abendtrunk genießen Sie bitte in Ruhe und schweigend – Schluck für Schluck.
Im Fasten wird man offen für Stimmungen, für Veränderung. Erleben Sie den Tagesausklang, machen Sie bewußt Feierabend. Beobachten Sie, wie der Tag langsam geht und der Abend kommt. In einem Ferienhaus auf dem Land, umgeben von Wald und Wiesen, ist das Abendwerden besonders intensiv zu erleben. Gibt es in der Nähe ein Fleckchen, auf das die letzte Abendsonne scheint, dann versäumen Sie nicht, dort die Sonne untergehen zu sehen. Ein Schauspiel, das zum Schönsten gehört, was uns die Natur täglich bietet.
Zum Tagesausklang passen auch meditative Musik, ein Kapitel aus einem Buch mit Kurzgeschichten und eine Entspannungsübung: autogenes Training, Atemübungen oder eine einfache Form meditativer Entspannung. Solche Übungen kann man aus Büchern lernen (→ Literaturhinweise auf Seite 62) oder in einem Kurs der Volkshochschule. Für Faster, die bereits in Entspannungstechniken geübt sind, gibt es im „Fasten-Tageskalender" (→ Seite 39–43) wandspruchartige Leitsätze, mit denen spezielle Probleme besser bewältigt werden können.

Fastennacht. Es kann sein, daß Ihr Schlaf im Fasten kürzer ist, dafür wird er aber erholsamer ausfallen. Kein Wunder, gehen Sie doch ohne die Belastung des Abendessens ins Bett. Wenn Sie während des Fastens weniger Schlaf brauchen, dann nehmen Sie diese Tatsache ohne Verärgerung an. Diese Einstellung, von Fachleuten

„Indifferenzhaltung" genannt, ist die einzig vernünftige Reaktion darauf. Machen Sie das Licht an, nehmen Sie ein Buch zur Hand und lesen Sie. Oder notieren Sie alles, was Ihnen durch den Kopf gegangen ist, während Sie wach lagen, auf einem Zettel. Und denken Sie nicht immer an den Schlaf, das verjagt ihn nur. Spätestens bei der nächsten Mittagsruhe können Sie ihn ja nachholen.

Tips für eine ruhige Fastennacht
- Schlafen Sie während des Fastens nur bei geöffnetem Fenster. Genügend Sauerstoff im Zimmer ist die wichtigste Voraussetzung für einen guten Schlaf.
- Gehen Sie nicht mit kalten Füßen ins Bett. Mit der Wärmflasche vorwärmen oder – wenn das noch nicht hilft – vor dem Schlafengehen ein warmes Fußbad nehmen.
- Wen Durchschlafstörungen plagen, der trinke vor dem Schlafengehen und nach dem Aufwachen eine Tasse Tee (Rezepte für Schlaftees → Seite 21). Sehr empfehlenswert ist auch Autogenes Training, die Wärmeübung.

Versuchungen und wie man damit umgeht

Als Faster sind Sie ab und zu Versuchungen ausgesetzt, das läßt sich nicht vermeiden. Wichtig ist, daß Sie wissen, welche Folgen es hat, wenn Sie ihnen nachgeben. Ein Beispiel: Sie kommen an einer Bäckerei vorbei, aus der es nach Brot und frischem Gebäck duftet. Angenommen, Sie gehen hinein, kaufen eine Semmel und essen sie – was passiert dann? Durch das Kauen und Einspeicheln beginnen Verdauungssäfte zu fließen, die dem Organismus signalisieren, daß es wieder feste Nahrung gibt. Die Umstellung von Fasten auf Essen beginnt. Als Folge davon bekommen Sie Hunger, der Magen knurrt, denn er ist mit einer Semmel nicht zufrieden. Um vieles schlimmer sind die Folgen, wenn ein Faster den Fehler begeht, mitten in der Fastenwoche ein Schnitzel mit Beilage oder ein ähnlich opulentes Gericht zu verzehren. Dafür kann der Organismus nicht sofort genügend Verdauungssäfte bereitstellen, das Essen kann nicht verdaut werden und liegt wie ein Stein im Magen. Es kommt zu Brechdurchfall, Magenkrämpfen und zum Kreislaufkollaps.

Sie sehen, es lohnt sich nicht, den Erfolg der Fastenwoche leichtfertig aufs Spiel zu setzen. Nehmen Sie die überwundenen Versuchungen als positive Erfahrung mit in Ihr Leben. Sie machen stark, lassen den Menschen reifer werden.

Beschwerden im Fasten – was tun?

Unpäßlichkeiten und leichte Beschwerden gehören zu den normalen Begleiterscheinungen einer Fastenwoche (→ auch „Veränderungen in der Fastenwoche", Seite 16 f.).
Auftreten können: *Fastenflauten* mit Symptomen wie Müdigkeit, leichter Schwindel, Kopfschmerzen – meist Folgen des niedrigen Blutdrucks oder herausgelöster Schlacken- und Giftstoffe, die durch den Organismus kreisen. Soforthilfe: Eine halbe Teetasse Buttermilch löffelweise zu sich nehmen oder einen Einlauf machen (→ Seite 59 f.).
Seltener sind *Fastenkrisen*, die eher beim Langzeitfasten auftreten. Fastenkrisen sind Heilkrisen, die anzeigen, daß bereits ein Gesundheitsproblem existierte und ein Heilprozeß in Gang gekommen ist.

> **Hinweis**
> Wenn Beschwerden auftreten und länger anhalten, die nicht zum Kreis der typischen Fastenbeschwerden gehören, dann suchen Sie bitte Ihren Arzt auf.

Wir erleben immer wieder, daß Beschwerden im Fasten selbstgemacht sind. Wer seinen Darm nicht jeden Tag reinigt oder die Ausscheidungen nicht unterstützt, indem er viel trinkt und Bewegung an frischer Luft macht, handelt sich Probleme ein, die vermeidbar wären. Ein Fehler wäre es auch, auf die Mittagsruhe und den Leberwickel zu verzichten. Diese Maßnahme dient der besseren Durchblutung der Leber, unseres wichtigsten Entgiftungsorgans.

Wenn Sie Rat und Hilfe brauchen

Buch-ungewohnten Lesern sei zunächst empfohlen: Falls irgendwelche Probleme auftauchen, schlagen Sie als erstes in diesem Fasten-Ratgeber nach. Benutzen Sie dabei das Stichwortverzeich-

Rat und Hilfe

nis auf Seite 64. Sie finden in diesem Ratgeber Informationen über alles, was im Fasten normalerweise vorkommen kann, und Ratschläge, wie man sich dabei verhält (→ auch „Veränderungen in der Fastenwoche", Seite 16 f.).

Wer kann Ihnen im Fasten noch helfen?
- **Ein ausgebildeter Fastenleiter.** Eine Liste der in Österreich tätigen Fastenleiter finden Sie auf Seite 63.
- **Ein erfahrener Faster,** den es vielleicht in Ihrer Nähe gibt.
- **Ein fastenerfahrener Arzt.** Er kann Ihnen bei fasten-untypischen Beschwerden und Heilkrisen helfen.
- Im Notfall: **Die Ambulanz** eines Spitals.

Wenn Sie die Fastenwoche abbrechen müssen, dann gehen Sie dabei so vor, wie es für das Fastenbrechen und die Aufbautage beschrieben ist (→ Seite 46 ff.). Vor allem langsam aufbauen und weiterhin viel trinken.

Hilfe vom Partner. Wenn Sie zu Hause alleine fasten, kann der Lebenspartner eine große Hilfe sein. Schon allein dadurch, daß er Ihren Entschluß zum Fasten mitträgt. Lesen Sie beide im Fasten-Ratgeber, damit Sie den gleichen Wissensstand haben.

So können Sie Ihrem Partner das Fasten erleichtern
- Respektieren Sie seinen veränderten Tagesrhythmus, die veränderten Schlafgewohnheiten. Und stimmen Sie zu, wenn er für die Fastenwoche ein eigenes Schlafzimmer braucht.
- Haben Sie Verständnis für seine Stimmungsschwankungen, seinen Wunsch, öfter für sich zu sein.
- Führen Sie ihn nicht unüberlegt in Versuchung (Essen, Rauchen, alkoholische Getränke).
- Nehmen Sie zur Kenntnis, daß seine Sexualität während des Fastens verändert sein kann.
- Tolerieren Sie den typischen Fastengeruch, der sich bei ihm/ihr nach einigen Tagen einstellt.
- Und denken Sie immer daran: Es handelt sich nicht um Launen Ihres Partners, sondern um kurzfristige Veränderungen, die durch das Fasten bedingt sind.

TEIL 3 – DIE FASTENWOCHE

Am Anfang steht der Entlastungstag mit Reduktionskost: Das Umschalten auf „Ernährung von innen" beginnt. Sie werden in die Fastenwoche eingeführt und erfahren, wie man die Fastensuppe und Fastentees zubereitet. Der Fasten-Tageskalender führt Sie sicher durch die fünf Fastentage.

Sind Sie bereit zum Fasten?

Mit der Entlastung von den alten Eß- und Trinkgewohnheiten und dem Verlassen der eingefahrenen Alltagsgleise werden die Weichen für unseren Einstieg ins Fasten und damit für die Umstellung auf die „Ernährung von innen" gestellt.
Am Ende des Entlastungstages (→ Seite 33 ff.) sollten Sie noch einmal in sich gehen und fragen: Wie ist meine Einstellung zum Fasten? Bin ich vorbereitet, diesen für mich unbekannten Weg zu gehen, freiwillig und ohne Vorbehalte? Für Erstfaster ist jetzt die Zeit, sich noch einmal mit den *Ängsten* auseinanderzusetzen, die kurz vor Fastenbeginn auftauchen können. Auch mit den *Vorurteilen* von Kollegen und Angehörigen, die vor den Gefahren des Nichtessens gewarnt hatten oder sogar entsetzt waren, als sie hörten, daß Sie sich freiwillig einer „Hungerkur" unterziehen wollten. (Der österreichische Fastenpionier Dr. Franz Xaver Mayr stellte dazu fest: „Fastenkuren sind keine Roßkuren, sondern Rastkuren für den Darm.") Daß bei Menschen, die zum erstenmal fasten, Zweifel aufkommen, ist normal. Schließlich ist *Fasten eine Selbsterfahrung*, und nur der, der selbst gefastet hat, weiß, was Fasten wirklich ist. Lesen Sie noch einmal die entsprechenden Abschnitte in diesem Buch nach, und sprechen Sie wenn möglich mit jemandem, der bereits selbständig gefastet hat. Wir können Ihnen aus langjähriger Erfahrung mitgeben: Vertrauen Sie den Fähigkeiten Ihres Körpers und glauben Sie an die Weisheit der Natur, die Fasten als Überlebensprinzip bei Mensch und Tier entwickelt hat. Und denken Sie daran, daß Millionen vor Ihnen selbständig gefastet haben, ohne Hungergefühl und mit Gewinn für Leib und Seele.

Der Entlastungstag

Am Beginn der Fastenwoche steht der Entlastungstag. Er ist sehr wichtig als Zäsur zwischen unserem lauten, hektischen Alltag und den stillen und besinnlichen Fastentagen, zwischen Konsumieren und Verzicht einüben. Wie schon der Name sagt, soll sich der zum Fasten Bereite an diesem Tag *ent-lasten*. Und zwar von den Dingen des täglichen Lebens, die ihn – ohne daß er sich dessen immer bewußt war – *be-lasten*. Zum Beispiel von kalorienreichem Essen (mit viel zu hohem Eiweiß- und Fettanteil), Genußmitteln wie Alkohol, Nikotin, Kaffee und Süßigkeiten, aber auch psychischen Belastungen wie Lärm, Berufsstreß, Reizüberflutung durch Radio und Fernsehen. Menschen, die ins Fasten gehen, sollten möglichst viel von diesen Dingen zurücklassen; sie sind nicht lebensnotwendig und daher entbehrlich. Und sie sollten Fasten als Chance verstehen, wieder zu sich zu kommen und ihre Wurzeln zu spüren.

> **Tip für Erstfaster**
>
> Der Einstieg ins Fasten verläuft nicht bei jedem gleich. Mitentscheidend dafür ist Ihre Ausgangssituation und Ihre innere Einstellung.
> Wenn Sie direkt aus der Alltagshektik ins Fasten gehen, brauchen Körper und Psyche länger, um sich umzustellen. Haben Sie sich am Entlastungstag in Ruhe darauf vorbereitet, wird Ihnen der Einstieg problemlos gelingen.

Ankommen, reinen Tisch machen. Wer an einem Urlaubsort fastet, nützt den Entlastungstag zum Ankommen – im mehrfachen Sinn des Wortes. Akklimatisieren ist nötig, auch an das Quartier muß man sich erst gewöhnen. Fragen sind zu klären: Ist eine Kochgelegenheit vorhanden, um die Fastensuppe und Tees zu kochen? Gibt es im Bad einen passenden Haken für das Einlaufgerät? Ist eine Decke für kühlere Tage vorhanden? Machen Sie einen Spaziergang, um die Umgebung zu erkunden und um herauszufinden, wo es eine Apotheke oder ein Reformhaus bzw. Naturkostgeschäft gibt. Haben Sie Ihre Fastenverpflegung nicht mitgebracht, dann ist jetzt noch Zeit, alles Nötige zu besorgen (→ „Was Sie zum Fasten brauchen", Seite 20 ff.).

Zu Hause Fastende haben am Entlastungstag Gelegenheit, noch einiges zu erledigen: Telefonate führen, Termine für Verabredungen absagen, Besorgungen machen. Vor allem anderen aber gilt es, in Haus und Wohnung reinen Tisch zu machen:

- **Kühlschrank räumen.** Lebensmittel, die im Fasten und in den Aufbautagen nicht benötigt werden und verderben könnten, an Nachbarn oder Freunde verschenken.
- **Alkoholische Getränke und Limonaden** im Keller verstauen oder außer Haus deponieren.
- **Zigaretten, Zigarren, Tabak** gut verpackt wegsperren.
- **Süßigkeiten** wie Schokolade, Pralinen und Zuckerln (auch „Hustenzuckerln") verschenken.

Diese Maßnahmen sind eine gute Vorsorge gegen Versuchungen, die vor allem Erstfaster heimsuchen könnten, gleichzeitig aber auch eine symbolische Handlung, verbunden mit dem festen Vorsatz, eine Zeitlang auf alles zu verzichten, was nicht lebenswichtig ist. Zum Verzicht im Fasten gehört auch, nicht stundenlang fernzusehen, das Radio nicht ständig laufenzulassen und auf die Lektüre von Tageszeitungen und Illustrierten zu verzichten. *Nicht Zerstreuung* sollte der Fastende suchen, *sondern Sammlung*, Konzentration auf das Wesentliche. Ein gutes Buch lesen, Briefe an Freunde schreiben, ein bißchen malen und zeichnen, schöne Musik hören, die der leiseren Art.

Reduktionskost für den Entlastungstag

Der Weg zum Fasten und damit zum Leben ohne feste Nahrung führt über die Reduktionskost (→ „Rezepte für den Entlastungstag", Seite 35). Das sind Speisen, die leicht verdaulich sind, dabei ballaststoffreich und beim Entwässern helfen. Zum Beispiel Reisgerichte oder Kartoffelgerichte, aber auch gedünstetes Gemüse, Frischkost und Salate sowie Milchprodukte wie Joghurt, Buttermilch und Obst.

Trinken Sie schon am Entlastungstag mehr als sonst, insgesamt 3 bis 4 Liter Flüssigkeit: Wasser, Kräutertees, Obst- und Gemüsesäfte, aber keine gesüßten und keine alkoholischen Getränke. Auch von Kaffee, Kuchen und anderen Süßigkeiten sollten Sie heute Abschied nehmen.

Reduktionskost

Rezepte für den Entlastungstag

Vorschlag 1 – Obsttag
1,5 kg Obst, Früchte der Jahreszeit vom Markt oder aus dem eigenen Obstkeller – drei Mahlzeiten pro Tag mit jeweils einer Obstart.

Vorschlag 2 – Reistag
In der Früh: 1 Stück frisches Obst.
Mittags: 10 dag Naturreis (= 1 Tasse) mit doppelter Menge Wasser ohne Fett dünsten. Davon die Hälfte mit einer kleinen Portion gedünstetem Gemüse (Tomaten, Karotten, Zucchini) verzehren.
Abends: Die 2. Hälfte vom kalten Reis unter Zugabe von frischem Obst, als Reis-Obst-Salat.

Vorschlag 3 – Kartoffeltag
In der Früh: 1 Birne und 5 Haselnüsse.
Mittags und abends: je 30 dag Kartoffeln (= 2 mittelgroße Kartoffeln) mit Schale gedämpft oder im Rohr gebacken. Dazu jeweils 1 kleiner Frischkostsalat (mit Kräutern).

Vorschlag 4 – Frischkosttag
In der Früh: 1 Stück frisches Obst.
Mittags: 1 Frischkostsalat (2 über und 2 unter der Erde gewachsene Sorten). Z. B. Blattsalat und Gurke mit Radieschen und Karotten.
Abends: 1 kleiner Frischkostsalat, zubereitet mit frischen Kräutern, einigen Tropfen Zitronensaft, 1 EL Sauerrahm und 1 EL gerösteten Sonnenblumenkernen.

Vorschlag 5 – Milchtag
1 l Milch, Buttermilch, saure Milch oder Joghurt – in fünf Portionen über den Entlastungstag verteilt. In die Portionen früh, mittags und abends je 1 EL geschroteten Leinsamen einrühren.

Hinweis: Wenn Sie sich nicht an einen dieser Vorschläge halten können oder wollen, dann essen Sie nur die halbe Portion Ihrer gewohnten Kost in der Früh und mittags; abends noch weniger.

Achtung: Alle Mahlzeiten für den Entlastungstag mit möglichst wenig Salz, Zucker und Fett zubereiten.

Einführung in die Fastenwoche

Bevor Sie ins Fasten einsteigen, hier noch eine Übersicht. Sie zeigt Ihnen, was alles zur Fastenwoche gehört und wie Sie die Nachfastenzeit gestalten sollten.
Zum *selbständigen Fasten für Gesunde* gehören:
- Der Entlastungstag (ein Tag)
- Die Fastentage (fünf Tage)
- Die Aufbautage (drei Tage)

Die Fastenwoche beginnt mit dem Entlastungstag und einer Reduktionskost (→ Seite 33 ff.). Am Morgen des darauffolgenden ersten Fastentages ist das „Glaubern" angesetzt – die Darmentleerung, mit der die Umschaltung von Essen auf Fasten erfolgt.
Die Fastenwoche endet mit dem *Fastenbrechen* am ersten Aufbautag. Daran schließen sich die *drei Aufbautage* an, die für den Erfolg des Fastens genauso wichtig sind wie das Fasten selbst (→ Seite 46 ff.).

> **Warnhinweise für Erstfaster**
>
> Wer gleich nach dem Fasten wieder „richtig" zu essen beginnt, anstatt langsam und vorsichtig aufzubauen, riskiert Folgen, die bis zum Brechdurchfall und Kreislaufkollaps führen können. Der Organismus stellt nur langsam auf Essen um, auch die Verdauungssäfte werden erst nach Tagen in genügender Menge bereitgestellt.

Nutzen Sie das Fasten und die Nachfastenzeit, um auf eine vollwertige Ernährung umzustellen und gleichzeitig falsche Eßgewohnheiten zu korrigieren. Gezielte Anleitungen dazu und Rezepte für Vollwertgerichte aus der Naturküche, die nicht nur gesund sind, sondern auch herzhaft schmecken, finden Sie im Teil 5 „Vollwert-Ernährung" (→ Seite 52 ff.).

Entspannungsübungen und Leitsätze. Am Ende eines Fastentages, an dem Sie einiges an Neuem erlebt haben, sollten Sie versuchen, langsam zur Ruhe zu kommen. Als Vorbereitung auf die Fastennacht haben sich Entspannungsübungen in Verbindung mit *wandspruchartigen Leitsätzen* (nach Dr. med. Langen) bewährt. Für

Einführung

alle Faster, die schon Erfahrung in autogenem Training, Atemtherapie, Meditation und anderen Entspannungsübungen haben, sind im „Fasten-Tageskalender" (Seite 39–43) Leitsätze zusammengestellt; sie sollen Ihnen bei der Bearbeitung von Problemen helfen, mit denen Sie sich während des Fastens auseinandersetzen müssen. Üben Sie die formelhaften Leitsätze im Anschluß an Ihre Entspannungsübungen, da entfalten sie ihre Wirkung am besten.
Visualisierung des Leitsatzes. Schließen Sie die Augen, stellen Sie sich den Wortlaut des Leitsatzes auf einem Transparent geschrieben vor, von dem Sie ihn ablesen. Wiederholen Sie den Vorgang so oft, bis Sie die Formel deutlich vor sich sehen.

Tagesplan für die Fastentage

In der Früh. Aktives Erwachen, Morgengang. Einlauf machen, wiegen.
Am Vormittag. Gymnastik. Spaziergang oder am Fenster Frischluft tanken. Trinken (mit Zitrone).
Mittags. Fastensuppe. Mittagsruhe mit Leberwickel.
Am Nachmittag. Ausgedehnter Spaziergang, Wanderung oder Radtour. Trinken (mit Zitrone).
Am Abend. Abendtrunk: verdünnter Obst- oder Gemüsesaft. Entspannungsübung.
Nachts. Für warme Füße sorgen (Wärmflasche). Schlaftee trinken. Fenster öffnen.

Rezepte für die Fastentage

Haferschleimsuppe

1/2 l Wasser, 2 EL Hafer, sonst nichts!
Zubereitung: Hafer durch eine Flockenquetsche drehen oder mittels Getreidemühle (gröbste Einstellung) schroten. In kaltes Wasser geben, aufkochen. Deckel schließen und mindestens 1/2 Stunde im heißen Kochtopf belassen. Durch ein nicht zu grobes Sieb seihen, da die festen Bestandteile der Haferflocke nicht mitgegessen werden dürfen. Auf Salz während der Fastentage verzichten.
Tip: Die Haferschleimsuppe ist gut für Magen-Darm-Sensible. Sie wirkt rasch und hinterläßt ein wohliges Gefühl.

Reisschleimsuppe

Zubereitung wie Haferschleimsuppe, nur ist die Kochzeit länger: bei geschrotetem Reis – je nach Sorte – Kochzeit 10–20 Minuten, bei ganzem Reis – je nach Sorte – 20–30 Minuten.

Die Fastensuppe (Gemüseabsud)

Sie wird während der Fastenwoche als warme Mittagsmahlzeit eingenommen und kann aus Suppengemüse oder aus Gemüseresten (aus biologischer Landwirtschaft) zubereitet werden:

Kartoffel(schalen), Karotten, Sellerie, Porree, Petersilienwurzel, verschiedene Kohlsorten, Zwiebel(schalen), Tomaten, rote scharfe Paprika, Kümmel, Muskat, Pfefferkörner, Lorbeerblatt, Liebstöckl, Ingwerpulver sowie 3 EL grob geschroteter Dinkel

Zubereitung: Gemüse, Gewürze und Dinkel mit kaltem Wasser zustellen und eine halbe bis eine Stunde kochen. Kein Salz hinzufügen!

Damit Abwechslung in den Speiseplan der Fastenwoche kommt, können Sie die Suppe mit bestimmten Gemüsen, Gewürzen und Kräutern geschmacklich fein abstimmen (z. B. Tomate, Karotte oder Sellerie), indem Sie von einem Gemüse eine Extraportion zugeben.

Einige Zeit zugedeckt stehen lassen, um der Suppe noch mehr Gemüsegeschmack abzugewinnen; abschließend abseihen.

Hinweis: Die Fastensuppe ist während der Fastentage von ausleitender und ausgleichender Wirkung. Diese basenspendende, wertvolle flüssige Nahrung hilft auch bei Entzündungsvorgängen, Stoffwechselerkrankungen wie z. B. solchen rheumatischer Natur, bei seelischen Belastungen, z. B. Aufregungen, Lernstreß oder Prüfungsangst, Vorgänge, die eine nicht zu unterschätzende Übersäuerung bewirken können. Sie gilt als wertvolles Getränk, dessen Wirkung geradezu fühlbar ist.

Dieser Gemüseabsud ist auch die Basis für alle Suppen, Soßen und Salatmarinaden in der Vollwertküche.

Fasten-Tageskalender: Erster Fastentag

Heute ist der erste Fastentag, auch *Glaubertag* genannt. Nach dem Wiegen wird der Glaubertrank eingenommen (Anleitung dazu → „Praxis Glaubern", Seite 58). Kurze Zeit darauf erfolgt die Darmentleerung, der entscheidende Schritt zur Umstellung von Essen auf Fasten. Ab jetzt ernähren Sie sich „aus der gut gefüllten Speisekammer Ihres Körpers" (Dr. med. Lützner). Die Entleerung dauert einige Stunden, seltener auch bis zum Nachmittag. Bleiben Sie deshalb am besten zu Hause oder in der Nähe einer Toilette. Wenn der Magen ein bißchen zwickt, legen Sie sich mit der Wärmflasche auf dem Bauch zu Bett. Nachmittags, wenn's geht, machen Sie einen kleinen Spaziergang, abends gehen Sie früh ins Bett.

Gedanken zum ersten Fastentag: Von Goethe stammt der Satz *„Wenn man ins Wasser kommt, lernt man schwimmen."* Aufs Fasten übertragen heißt das: Wer fastet, lernt, ohne feste Nahrung zu leben. Überlassen Sie sich der Innensteuerung: Ihr Körper hat alles gespeichert, was er zum Leben braucht.

Fastenverpflegung

Morgentee. Eine Tasse warmer Tee am Morgen, gleich nach dem Aufstehen, tut Ihnen gut. Nach dem Morgengang ist heute das „Glaubern" dran. Zum Glaubertrunk paßt gut ein Pfefferminztee mit Zitrone.

Zubereitung: Eine Handvoll frischer oder getrockneter Pfefferminzblätter mit heißem Wasser übergießen, 5–10 Minuten ziehen lassen – abseihen.

Für den übrigen Vormittag gibt es Wasser und den restlichen Tee aus der Thermoskanne.

Fastensuppe. Zu Mittag nehmen Sie in aller Ruhe Ihre Fastensuppe ein. Sie haben die Wahl zwischen der klassischen klaren Fastensuppe (Gemüseabsud) oder einer Hafer- oder Reisschleimsuppe (zu empfehlen für Darm- und Magenempfindliche).

Abendtrunk. Frisch gepreßter Saft einer Orange, ca. 1/8 l, mit ebenso viel Wasser gemischt. Trinken Sie ihn langsam, warm oder kalt, wie es Ihnen lieber ist.

Abendtee. Ein Kräuterteegemisch zu gleichen Teilen aus Kamille, Pfefferminze und Melisse, das besonders Magenempfindlichen guttut (Zubereitung wie oben).

Pflicht-Übungen
Morgens: Einlauf machen, Morgengang
Vormittags: Trinken (mit Zitrone)
Mittags: Fastensuppe, ruhen, Leberwickel machen
Nachmittags: Bewegung an frischer Luft, trinken
Abends: Abendtrunk, entspannen

Fasten-Tageskalender: Zweiter Fastentag

Am zweiten Fastentag ist bei den meisten die Umstellung gelungen. Sollten noch Hungergefühle auftreten, trinken Sie Wasser. Gelüste sind übrigens etwas anderes, ebenso Entzugserscheinungen, die Gewohnheitsraucher, Alkoholabhängige oder Kaffeesüchtige quälen können.

Der Organismus hat auf Sparbetrieb umgeschaltet. In Zusammenhang damit ist der Blutdruck gesunken, Sie fühlen sich müde und haben vielleicht etwas Kopfweh. Da hilft der Einlauf oder eine Kneippanwendung (→ Bücher, die weiterhelfen, Seite 62). Versuchen Sie zu erspüren, was Ihr Körper braucht, was ihm guttut. Sind Sie vorher sehr gestreßt gewesen, schlafen Sie sich aus. Ist Ihnen eher nach Bewegung, machen Sie einen Spaziergang.

Leitsatz zum zweiten Fastentag: Fasten ist ein ganzheitliches Geschehen, an dem außer dem Körper auch Seele und Geist beteiligt sind. Wenn Ihnen die richtige Einstellung noch fehlt, weil Sie den Entlastungstag nicht zur Umstellung genützt haben, dann hilft Ihnen der folgende Leitsatz:
„Ich glaube an die Kräfte der Natur, faste mit Mut und Vertrauen."

Fastenverpflegung

Morgentee. Heute empfehlen wir Ihnen einen Rosmarintee. Er ist besonders wirksam bei niedrigem Blutdruck und hat auch eine ausgleichende Wirkung auf das Nervensystem.
Zubereitung: 1 gehäufter EL Rosmarinblätter mit $1/2$ l heißem Wasser übergießen, 15 Minuten ziehen lassen. In den Tee geben Sie frisch gepreßten Zitronensaft.

Honig. Guter Bienenhonig darf während der Fastentage nur in sehr kleinen Mengen konsumiert werden. Nehmen Sie einen gestrichenen TL pro Tag, im Tee aufgelöst.

Fastensuppe. Am Mittagstisch ist Ruhe eingekehrt. Die Fastensuppe schmeckt heute nach Sellerie.

Abendtrunk. Heute gibt es Karottensaft: $1/8$ l Gemüsesaft (selbst gepreßt oder in biologischer Qualität gekauft) mit ebensoviel Wasser. Trinken Sie ihn Schluck für Schluck.

Abendtee. Maisgriffel (getrockneter Maisbart) ist ein uraltes Naturheilmittel gegen Rheuma (wirkt ausleitend).
Zubereitung: 1 EL Maisgriffel in $1/2$ l Wasser 5 Minuten kochen, abseihen.

Pflicht-Übungen	
Morgens:	Einlauf machen, Morgengang
Vormittags:	Trinken (mit Zitrone)
Mittags:	Fastensuppe, ruhen, Leberwickel machen
Nachmittags:	Bewegung an frischer Luft, trinken
Abends:	Abendtrunk, entspannen

Fasten-Tageskalender: Dritter Fastentag

Heute ist der dritte Fastentag. Ihr Körper hat sich an das Leben ohne Nahrung angepaßt. Jetzt ist es Zeit, sich aufzuraffen: vormittags 20 Minuten Gymnastik und eine Kneipp-Anwendung, damit der Kreislauf in Schwung kommt. Nachmittags eine Wanderung oder Radtour in die Umgebung.

> **Tip für sportliche Faster**
>
> Wenn Sie joggen oder sich sonst sportlich betätigen wollen, gehen Sie vorsichtig an Ihre Leistungsgrenze heran. Keine Sprints, nur Ausdauertraining!

Naturmeditation zum dritten Fastentag: An einem besonders schönen Platz mit altem Baumbestand machen Sie halt für eine *Baummeditation.* Stellen Sie sich unter „Ihren" Baum, legen Sie die Hände auf seinen Stamm und schließen Sie die Augen. Richten Sie Ihre Sinne nach außen: Sie hören das Flüstern der Blätter, spüren die Kühle seines Schattens, die Ruhe und Geborgenheit, die von seiner Krone ausgeht. Danken Sie dem Herrgott für den schönen Tag.

Fastenverpflegung

Morgentee. Grüner Tee mit einem halben TL Honig und Zitrone wirkt erfrischend.
Zubereitung: 1 TL auf 1/2 l Wasser, heiß aufgießen, 3 Minuten ziehen lassen, abseihen.

Buttermilch. Zusätzlich bei Fastenflauten wird Buttermilch als Naturheilmittel eingesetzt. Eine 1/2 Tasse temperierte Buttermilch, ganz langsam gelöffelt, wirkt sofort.

Zitronen. Eine Zitrone der Länge nach in 8 Spalten schneiden. Lutschen Sie die Zitronenspalten zwischendurch, das wirkt gegen schlechten Mundgeruch und hilft beim Säureabbau.

Fastensuppe. Heute könnte die Fastensuppe z. B. nach Tomaten schmecken. Löffeln Sie sie langsam und in Ruhe.

Abendtrunk: Sehr beliebt ist Sauerkrautsaft, er ist eine genußvolle Erfrischung.

Abendtee. Johanniskraut-Tee sorgt für eine ruhige Nacht. Dieses Heilkraut ist ein pflanzliches Antidepressivum.
Zubereitung: 1 gehäufter EL Johanniskraut mit 1/2 l Wasser übergießen, zum Sieden bringen, nach 5 Minuten abseihen.

Pflicht-Übungen	
Morgens:	Einlauf machen, Morgengang
Vormittags:	Trinken (mit Zitrone)
Mittags:	Fastensuppe, ruhen, Leberwickel machen
Nachmittags:	Bewegung an frischer Luft, trinken
Abends:	Abendtrunk, entspannen

Fasten-Tageskalender: Vierter Fastentag

Am vierten Fastentag hat sich Ihr Kreislauf stabilisiert, und Sie sind auch psychisch gefestigt. Wer unternehmungslustig gestimmt ist, macht einen längeren Ausflug oder einen Bummel in der Stadt.

> **Tip für Erstfaster**
> Unterwegs viel trinken und Pausen einlegen. Mittagsruhe später nachholen.

Auch der Wunsch, kreativ zu werden, wird wach. Wie wär's mit Zeichnen, Malen oder Musikhören? Oder schreiben Sie Briefe an Freunde, in denen Sie von Ihrem Fastenerlebnis berichten.

Leitsatz zum vierten Fastentag: Im Fasten kommen häufig Probleme an die Oberfläche, die im Alltag verdrängt wurden – „seelischer Müll", der verarbeitet werden muß. Setzen Sie sich damit auseinander, denken Sie über Problemlösungen nach, auch wenn es Sie ein wenig Schlaf kostet.

Als Schlafhilfe hat sich der folgende Leitsatz bewährt: *„Schlaf gleichgültig – Ruhe wichtig."*

Fastenverpflegung

Morgentee. Leber-Galle-Tee, dünn gebrüht mit einem Zitronenspritzer und nicht mehr als 1/2 TL Honig. Er schmeckt leicht bitter, wirkt aber wohltuend. *Zubereitung:* 1 EL mit 1/2 l heißem Wasser aufgießen, 10 Minuten ziehen lassen, abseihen.

Heilerde für die innere Anwendung ist ein bewährtes Naturheilmittel während der Fastentage. 1 TL in ein Glas Wasser geben, umrühren, austrinken. Nach Genuß von Heilerde ist dunkler Stuhl normal.

Fastensuppe. Erst zur Ruhe kommen – dann flüssige Nahrung aufnehmen! Die Fastensuppe hilft beim Säureabbau. Voraussetzung ist, daß sie richtig zubereitet wird (→ Seite 38).

Abendtrunk. Heute gibt es z. B. einen Cocktail aus frisch gepreßter Orange mit roter Rübe, 1/8 l davon mit Wasser verdünnt, langsam trinken.

Abendtee. Kamillentee mit seinen 52 biologischen Wirkstoffen ist ein Heiltrank für jeden. Langsam, Schluck für Schluck getrunken, bringt er Ruhe in unser Inneres.

Pflicht-Übungen
Morgens: Einlauf machen, Morgengang
Vormittags: Trinken (mit Zitrone)
Mittags: Fastensuppe, ruhen, Leberwickel machen
Nachmittags: Bewegung an frischer Luft, trinken
Abends: Abendtrunk, entspannen

Fasten-Tageskalender: Fünfter Fastentag

Heute ist der fünfte Fastentag. Noch ein Tag, und Sie können die Fastenwoche erfolgreich abschließen. Sie haben die Grunderfahrung gemacht, daß Leben ohne Nahrung möglich ist, und Sie spüren, daß etwas in Ordnung gekommen ist, was vorher in Unordnung geraten war. Der Spiegel zeigt Ihnen ein verändertes Gesicht: Es wirkt entspannt, die Haut ist glatter geworden, Unreinheiten sind verschwunden. Ihre Augen haben wieder Glanz bekommen.

> **Tip für Erstfaster**
>
> Wollen Sie das Fasten am nächsten Tag beenden, müssen Sie heute einkaufen gehen (→ Einkaufszettel für die Aufbautage, Seite 47).

Leitsatz zum fünften Fastentag. Letzter Abend der Fastenwoche. Anlaß für Sie, mit Zuversicht in die Zukunft zu blicken. Ihr Selbstbewußtsein ist gestärkt, Sie sind offener geworden.
Schließen Sie den Tag mit dem Leitsatz: *„Ich gestalte mein Leben mit Mut, Sicherheit und Selbstvertrauen."*

Fastenverpflegung

Morgentee. Nieren-Blasen-Tee. Damit unterstützen Sie die Ausscheidungsorgane.
Zubereitung: 1 EL mit ½ l Wasser heiß aufgießen, 10 Minuten ziehen lassen, abseihen. Langsam trinken.

Zitronen. Lutschen Sie immer wieder Zitronenspalten; die erfrischende Wirkung der Zitrone ist während der Fastentage immer willkommen.

Fastensuppe. In sich gehen und Stille üben. Wenn Streß: ein gestreßter Körper wird auch ein übersäuerter Körper – die Fastensuppe gleicht dies aus. Deshalb empfehlen wir, den Gemüseabsud (Fastensuppe) auch während des Jahres gelegentlich zu trinken. Heute aber freuen wir uns schon sehr auf eine Haferschleimsuppe mit fein zerkleinerten Kräutern (→ Rezept Seite 37).

Abendtrunk. Trinken Sie heute Ihren Lieblingssaft – natürlich ohne Salz- oder Zuckerzusatz. Vergessen Sie nicht, ihn mit Wasser zu verdünnen.

Abendtee. Lavendelblütentee beruhigt das Nervensystem und fördert das Einschlafen.

Pflicht-Übungen	*Morgens:* Einlauf machen, Morgengang *Vormittags:* Trinken (mit Zitrone) *Mittags:* Fastensuppe, ruhen, Leberwickel machen *Nachmittags:* Bewegung an frischer Luft, trinken *Abends:* Abendtrunk, entspannen

TEIL 4 – DIE AUFBAUTAGE

Fastenbrechen und Aufbautage – ein Abschnitt, der ebenso wichtig ist wie das Fasten selbst. Sie beginnen schrittweise mit dem Kostaufbau: Vollwertige Rezepte und Anleitungen für richtiges Eßverhalten helfen Ihnen dabei.

Der neue Weg

Das haben Sie erreicht. Willkommen im Kreise der fastenerprobten Österreicher! Sie haben nun eine Woche lang gefastet, waren dabei Versuchungen ausgesetzt, die Sie überwunden haben, Ihr Selbstbewußtsein und Ihr Vertrauen in die Fähigkeiten des Körpers sind gestiegen. Sie wissen jetzt, daß Leben aus körpereigenen Depots möglich ist – ohne Hungergefühle, bei gutem Wohlbefinden und körperlicher Leistungsfähigkeit. Sie fühlen auch, daß etwas „in Gang" gekommen ist, haben wieder mehr Freude an Bewegung, an Wanderungen und Naturerlebnissen. Auch Ihre Kreativität ist neu erwacht – Sie haben Ideen für die Zukunft. Vor allem aber spüren Sie deutlich, daß etwas wieder im Lot ist, was vor dem Fasten aus der Ordnung geraten war.
Blicken Sie mit Stolz auf das bisher Erreichte: Der Spiegel zeigt Ihnen, daß Sie schlanker geworden sind, daß sich Ihre Haut gestrafft hat und Unreinheiten verschwunden sind. Wesentlicher ist die innere Reinigung und Entschlackung. Dies betrifft sowohl die Befreiung von Ablagerungen in sichtbaren Körperdepots als auch in inneren Organen – in den Adern, im Bindegewebe und auch in den kleinsten Einheiten – den Körperzellen.
Ein großer Gewinn wird zusätzlich erreicht durch die psychische Befreiung von Abhängigkeiten und Aufstauungen. Das Erfolgserlebnis, vielfältigen Zwängen des Konsumverhaltens, suchtartigen Abhängigkeiten von Nikotin oder Alkohol und anderen ständig negativ einwirkenden Einflüssen für eine Zeitlang entkommen zu sein, birgt unerhörte Selbstmotivationskraft in sich.
Besonders stark motivierend wirkt natürlich das Erfolgserlebnis in einer *Fastengruppe*, unter ständiger Anleitung und Begleitung durch fachkundige *Fastenleiter* (Adressen → Seite 63).

Der neue Weg

Das führt zur neuen Lebensqualität

- Leben Sie gesundheitsbewußter und stehen Sie auch dazu. Sprechen Sie mit Ihrem Arzt, aber übernehmen Sie auch selbst die Verantwortung für Ihre Gesundheit.
- Vertrauen Sie Ihrem Körper. Hören Sie auf seine Signale, wenn er zum Beispiel meldet „Ich bin satt" oder „Ich brauche jetzt Ruhe".
- Versuchen Sie ganzheitlicher zu leben. Tun Sie öfter etwas für Ihr körperliches *und* seelisches Wohlbefinden. Denken Sie mehr als bisher an sich selbst, wenn es um die Befriedigung elementarer Lebensbedürfnisse geht.
- Versuchen Sie das Prinzip *Bewegungs- und Ruhephasen* in Ihren Tagesablauf zu integrieren.
- Erlernen Sie Entspannungsübungen und üben Sie diese ein, damit sie Ihnen in Streßsituationen zur Verfügung stehen.
- Machen Sie vollwertige Ernährung zu Ihrer Lebensgrundlage, und verwenden Sie dafür möglichst nur Lebensmittel aus biologischer Landwirtschaft.
- Überprüfen Sie Ihre Eßgewohnheiten. Essen Sie zum Beispiel nicht deshalb, weil es gerade Mittag ist, sondern dann, wenn Sie Hunger haben. Trinken Sie nicht während des Essens, sondern hauptsächlich zwischen den Mahlzeiten.
- Vermeiden Sie den Urlaubsstreß, nützen Sie die Ferienzeit nach der Devise von Prof. Baldur Preiml zu einem *Urlaub für Leib und Seele*.

Gesundheit und Wohlbefinden. An dieser Stelle bitten wir Sie kurz innezuhalten und ein paar *Bedenkminuten in eigener Sache* einzulegen.
Stellen Sie sich bildhaft vor, Sie stehen an einer Kreuzung zweier Wege: Auf dem einen Wegweiser steht „Alter Weg". Dieser Weg führt Sie direkt zurück in den Alltag, wie Sie ihn vor dem Fasten kannten, mit den alten falschen Lebensgewohnheiten, wie ungebremster Konsum, Ärger und Streß in Beruf und Freizeit, ungesunde Ernährung, unkontrollierter Gebrauch von „Genußmitteln" wie Alkohol, Zigaretten, Süßigkeiten; Dinge, die Sie nicht genießen können, weil sie nicht für den Genuß, sondern als Ersatz für etwas anderes benötigt werden.

Auf dem anderen Wegweiser steht „Neuer Weg". Er zeigt den Weg zu einem neuen Ziel, und das heißt: *„Neue Lebensqualität durch mehr Gesundheit, Fitneß und Wohlbefinden."*
Gehen Sie den neuen Weg, auch wenn er Ihnen anfangs mühevoll erscheint. Überprüfen Sie Ihre bisherigen Lebensgewohnheiten, bringen Sie ein, was der Erreichung des neuen Lebenszieles dient, und lassen Sie weg, was nicht wirklich lebenswichtig ist.
Sie haben recht, wenn Sie jetzt sagen: „Das ist zuviel auf einmal." Wir wissen aus Erfahrung, daß es am Anfang nicht leicht ist, diesen neuen Weg zu gehen – kaum jemand wird das Ziel bereits im ersten Anlauf erreichen. Auch wir haben es nicht beim ersten Mal geschafft. Aber wie so oft ist auch hier der Weg bereits das Ziel.
Das selbständige Fasten für Gesunde wird Ihnen dabei helfen, dem angestrebten Ziel Schritt für Schritt näher zu kommen.
Machen Sie das Fasten zum festen Bestandteil Ihres Lebens: Fasten Sie einmal oder noch besser zweimal im Jahr. Jedes Jahr wird dann für Sie ein Meilenstein auf dem Weg zu einem besseren und inhaltlich erfüllteren Leben sein.
Die folgenden Abschnitte des Buches sowie einige Ratgeber und Sachbücher, die wir Ihnen auf Seite 62 vorstellen, können für Sie dabei richtungsweisend sein.

Fastenbrechen und Kostaufbau

Umstellung auf Essen. Die fünf Fastentage, in denen Sie aus Ihren Körperdepots gelebt haben, sind vorüber. Nun muß der Organismus wieder auf Ernährung von außen – auf das Essen – umgestellt werden. Ein Prozeß, in dem es um die Wiederherstellung von Stoffwechsel- und Verdauungsfunktionen geht, die während des Fastens geruht hatten. Ganz wichtig für Sie zu wissen ist: für den Kostaufbau sind mindestens drei, besser aber fünf Tage einzuplanen. Während des Fastens hatte der Körper die Produktion von Verdauungssäften eingestellt, nun beginnt er sie wieder zu produzieren – stufenweise, jeden Tag etwas mehr. Erst in etwa einer Woche ist die volle Verdauungskraft wiederhergestellt. Vorher wäre der Magen nicht in der Lage, eine normale Portion ohne gesundheitliche Störungen zu verdauen. Halten Sie sich während der drei Aufbautage an die Rezepte dieses Ratgebers, verwenden Sie möglichst nur Lebensmittel aus biologischer Erzeugung und beachten Sie die folgenden **Essensregeln.**

Fastenbrechen

In Ruhe essen. Decken Sie den Tisch, nehmen Sie sich Zeit fürs Essen, schalten Sie Radio und Fernseher aus, legen Sie die Zeitung weg.

Gut kauen. Jeden Bissen kauen, bis er flüssig ist. Gutes Einspeicheln hilft beim Verdauen. Zwischendurch nichts trinken.

Schweigend genießen. Konzentrieren Sie sich auf die Mahlzeit, erleben Sie Geschmack, Geruch und Aussehen. Essen und genießen Sie.

Die erste Nahrung

Machen Sie sich bewußt, daß „Essen" bei richtiger Gestaltung Nahrung für Leib *und* Seele bedeuten kann.

Der Apfel ist unsere erste Nahrung nach dem Fasten und soll deshalb bester biologischer Qualität sein. Genießen Sie ihn mit allen Ihren Sinnen. „Begreifen" Sie Ihren Apfel in seiner optimalen Form, bewundern Sie seine schöne Farbe, riechen Sie seinen anregenden Duft.

Einkaufszettel

Je 1 kg Äpfel, Karotten und Kartoffeln
etwas Sellerie und Porree, Salate (Blattsalate und Wurzelsalate)
15 dag Sauerkraut.
Frische Kräuter
3 Zitronen
1/4 kg Topfen
1 Sauerrahm
1 süßer Rahm
1 Naturjoghurt
1/2 l Buttermilch
1 kg Vollkornmehl
je 1 kg Dinkel und Hafer
Dörrpflaumen, getrocknete Feigen oder Datteln
1/4 kg Leinsamen
geriebene Nüsse und Sonnenblumenkerne
1/2 kg Hirse
Rosinen
Alles möglichst aus dem eigenen Garten, vom Biobauern oder aus dem Naturkostgeschäft.

Nun beißen Sie ein Stück ab und beginnen langsam, aber intensiv zu kauen. Beim Kauen wird eingespeichelt, dabei beginnt bereits die Vorverdauung im Mund. Haben Sie den ersten Bissen zerkleinert und ganz „ausgekostet", schlucken Sie ihn hinunter und lassen den zweiten folgen, bei dem Sie genauso verfahren. Der richtige Apfelgenuß beim Fastenbrechen darf 20 Minuten dauern.

Nur ein naturbelassener und ausgereifter Apfel hat die essentiellen Nahrungsinhaltsstoffe (Vitalstoffe) voll ausgebildet. Der Apfel sollte *ganz*, d. h. mit allen Bestandteilen, außer dem Stengel, verzehrt werden. In Ausnahmefällen kann der Apfel auch gedünstet gegessen werden. Statt des Apfels können Sie auch eine Karotte essen, nicht geschält, sondern mit der Bürste unter Wasser gesäubert.

Wir konnten beobachten, daß auch Personen, die rohes Obst oder Gemüse sonst schlecht vertragen, mit dem Apfel oder der Karotte nach dem Fasten keine Unpäßlichkeiten zeigten.

Die drei Aufbautage

Der erste Aufbautag
Am ersten Aufbautag gibt es bereits drei Mahlzeiten. Bitte halten Sie die Reihenfolge genau ein. Wir empfehlen, die erste Mahlzeit zwischen 10 und 11 Uhr einzunehmen, die weiteren zwei Mahlzeiten jeweils in Abständen von drei bis vier Stunden.
Die erste feste Nahrungsaufnahme ist ein Ereignis. Nehmen Sie sich genügend Zeit dafür. Essen Sie andächtig und schweigend; kauen und speicheln Sie gut ein.
Es ist für den Fastenden von größter Bedeutung, den Kostaufbau mit qualitativ hochwertigen Lebensmitteln durchzuführen. Diese sollten aus dem eigenen Garten, vom Biobauern oder aus dem Naturkostgeschäft stammen (biologischer Anbau). Konservierte und mit Zusatzstoffen versehene Lebensmittel würden den gereinigten Organismus nur unnötig belasten.
Vormittags: Beim Fastenbrechen haben Sie die Wahl zwischen einem *Apfel* oder einer *Karotte* mit einer Walnuß oder zwei Haselnüssen.
Mittagessen: Kartoffelsuppe
Abendessen: 1/8 bis 1/4 l Buttermilch mit geschrotetem Leinsamen und 1 bis 2 Stück selbstgebackenes Fastenbrot (oder Knäckebrot)

Der zweite Aufbautag
Noch im Bett oder gleich nach dem Aufstehen: 1 Feige oder 2 Dörrpflaumen (am Vorabend in Wasser eingeweicht) langsam und genüßlich verzehren. Morgentee nicht vergessen!
Frühstück: Getreidesuppe
Mittagessen: 1 kleiner Frischkost-Salatteller
Abendessen: 1/8 bis 1/4 l Buttermilch mit geschrotetem Leinsamen und 2 bis 3 Stück Fastenbrot (oder Knäckebrot)

Der dritte Aufbautag
Frühstück: 1/2 Portion Frischkornmüsli, Kräutertee
Mittagessen: Sauerkraut-Apfel-Frischkost
Abendessen: Hirse-Tomaten-Suppe und 2 bis 3 Stück Fastenbrot (oder Knäckebrot)

Rezepte für die Aufbautage
(alle Mengenangaben jeweils für eine Person)

Kartoffelsuppe

1 große Kartoffel, 1 kleine Karotte, ein wenig Sellerie und Porree, Kümmel, Majoran, 1 EL süßen oder sauren Rahm, Salz
Zubereitung: Kartoffel kleinwürfelig, Karotte feinblättrig schneiden, Sellerie und Porree fein zerkleinern. Gemüse, Kümmel und Majoran mit Wasser zustellen und ca. 10 Minuten sanft kochen. Rahm einrühren und mit einer kleinen Prise Salz abschmecken. Deckel schließen, kurze Zeit nachgaren lassen.
Tip: Sehr langsam und nicht zu heiß essen – genau in sich hineinhorchen, wann das Sättigungsgefühl eintritt; dann sofort den Löffel weglegen.

Getreidesuppe

½ l Wasser und 2 gehäufte EL Getreide (Dinkel, Hafer), 1 saftiger Apfel oder 2–3 getrocknete, eingeweichte Dörrpflaumen oder Datteln, Schale einer halben ungespritzten Zitrone, 1 EL geriebene Nüsse oder Kokosraspel
Zubereitung: Mittelfein gemahlenes Getreide in kaltes Wasser einrühren (geschmacklich bewährt hat sich eine Mischung aus Dinkel und Hafer). Einmal aufkochen, Deckel schließen und nachziehen lassen.
Getreidesuppe im Suppenteller anrichten, einen saftigen Apfel hineinraffeln oder die eingeweichten Trockenfrüchte mit dem Einweichwasser darüber verteilen; zusätzlich die geriebene Zitronenschale sowie Nüsse- oder Kokosraspel nach Geschmack darüberstreuen.

Hirse-Tomaten-Suppe

2 EL Hirse, ½ l Wasser, 2–3 EL Tomatenmark, Salbei, Rosmarin.
Zubereitung: Hirse in Wasser zwei Minuten kochen, Tomatenmark dazugeben, mit Salbei und Rosmarin würzen (Salbei und Rosmarin zwischen den Fingern zerreiben).

Frischkornmüsli

*1–3 EL Getreide (Roggen, Weizen, Gerste, Hirse oder Hafer),
1 saftiger Apfel (oder/und anderes vollreifes Obst), 1/2 Zitrone (Saft
und Schale), 1–2 EL Rosinen, ungeschwefelt, 1–2 EL süßer Rahm,
1–2 EL Wal-/Haselnüsse oder Sonnenblumenkerne, Buchweizenkörner, geröstet zum Darüberstreuen, bei Bedarf 1 TL Honig*

Zubereitung: Mit der Getreidemühle oder Flockenquetsche das Getreide zerkleinern. Mit Wasser zu einem Brei verrühren und 5–12 Stunden bei Zimmertemperatur stehenlassen.
Schale und Saft einer halben Zitrone, den Apfel, fein oder grob geraffelt, 1 TL Honig, süßen Rahm, geschlagen oder ungeschlagen, Nüsse oder Sonnenblumenkerne, halbiert oder ganz, hinzufügen und alles vermischen. Mit 1 EL Buchweizenkörner bestreuen.

Tip: Wer erstmals nach dem Fasten Frischkornmüsli für sich zubereitet, beginnt mit 1 TL Getreide und 1 TL Leinsamen, dafür erhöhtem Obstanteil. Magen und Darm müssen sich erst an das rohe Getreide erst gewöhnen – daher der kleine Getreideanteil (1 TL). Steigern Sie den Getreideanteil bis maximal 3 EL pro Person und Tag. Das ist die Menge, die ausreicht, um Sie satt zu machen und mit genügend Vitalstoffen zu versorgen.
Walnüsse, Haselnüsse, Sonnenblumenkerne, Kürbiskerne, Buchweizenkörner können Sie, nach Sorten getrennt, trocken in der Pfanne rösten. Auskühlen lassen und nach Sorten getrennt in Gläser füllen. Sie eignen sich zum Bestreuen von Frischkornmüsli, Frischkost-Salaten und Suppen.

Frischkost-Salatteller

*4 verschiedene Salate der Saison (2 über und 2 unter der Erde
gewachsene, z. B. Blattsalat – Gurke, Radieschen – Karotten),
getrocknete oder frische Kräuter, 1 EL Sauerrahm oder Naturjoghurt, einige Spritzer Zitronensaft oder naturbelassenen
Apfelessig, 2 EL kaltgepreßtes Öl, 1 EL Sonnenblumenkerne (in der
Pfanne trocken geröstet).*

Zubereitung: Blattsalate waschen und zerteilen, Wurzelsalate putzen und fein raspeln. Auf einem Teller anrichten; Zitronensaft und Öl darüberträufeln; Sauerrahm oder Joghurt, Kräuter und Sonnenblumenkerne darüber verteilen.

Rezepte

Sauerkraut-Apfel-Frischkost

15 dag naturvergorenes Sauerkraut, 1 saftiger Apfel, 1 EL Sonnenblumenkerne, trocken geröstet

Für diese köstliche Frischkost darf nur geschmacklich einwandfreies Sauerkraut verwendet werden.

Zubereitung: Sauerkraut mit scharfem Messer auf einem Holzbrett einige Male durchschneiden, Apfel fein raffeln und mit dem Sauerkraut vermengen. Sonnenblumenkerne in der Pfanne trocken rösten, bis diese Farbe annehmen und der typische Duft des Sonnenblumenöls frei wird. Über das Sauerkraut-Apfel-Gemisch streuen.

Fastenbrot

¼ kg Vollkornmehl, feinst und frisch gemahlen (Dinkel, Weizen, Roggen oder Mischungen daraus), 8 EL Wasser, 4 EL Sonnenblumen- oder Olivenöl, 1 Prise Salz

Zubereitung: Alle Zutaten mischen und mit der Hand oder dem Knethaken zu einem geschmeidigen Teig kneten. Sollte sich der Teig zu hart anfühlen, noch etwas kaltes Wasser dazugeben. Backblech einölen, Teig sehr dünn auswalken, aufs geölte Blech legen; mit einem Teigradl in etwa 3 × 6 cm große Rechtecke schneiden. Die Teigmasse reicht für zwei Backbleche.

Anschließend den gesamten Teig am Blech mit kaltem Wasser stark bespritzen und mit spitzinkiger Gabel mehrmals einstechen. Zum Schluß mit Kümmel, Leinsamen, Sesam, Sonnenblumenkernen, grob zerkleinerten Kürbiskernen, Haselnüssen oder Walnüssen bestreuen. Mit trockenen Händen die Samen andrücken. Im vorgeheizten Backofen bei 200 Grad ca. 15 Minuten backen. Das Fastenbrot soll einerseits nur schwach Farbe annehmen, andererseits knusprig gebacken sein. Überwachen Sie den Backvorgang daher genau.

Tip: Das Fastenbrot ist sowohl zum sofortigen Verzehr als auch zur längeren Lagerung geeignet. Am besten schmeckt es am zweiten Tag!

TEIL 5 – VOLLWERT-ERNÄHRUNG

Mit vollwertiger Ernährung zu Gesundheit und Wohlbefinden. Was für Ihr Auto der Supersprit, ist für Ihren Körper die Vollwertkost. Hier erfahren Sie, was Lebens-Mittel aus biologischer Erzeugung sind und wie gut vollwertige Gerichte schmecken. Mit Rezepten aus der österreichischen Naturküche.

Jetzt gilt es, die Chance zu einem Neubeginn zu nützen. Wenige Veränderungen mit enormem Zugewinn an Vitalkraft geben Ihnen dauerhaft Lebensenergie, Gesundheit sowie Wohlbefinden zurück und bewahren Sie vor Zivilisationskrankheiten.

Vollwertkost – Super für den Körper

Der Mensch ist, was er ißt. Diese alte Volksweisheit gilt ganz besonders heute. Daher ist jetzt der richtige und logische Zeitpunkt zur Ernährungsumstellung auf natürliche, vitalstoffreiche Vollwertkost.

Eine vitalstoffreiche Vollwertkost ist weitgehend frei von Fabriknahrungsmitteln. Sie enthält nicht nur die bekannten Grundnährstoffe Eiweiß, Fett und Kohlenhydrate, sondern alle biologischen Wirkstoffe, die der Organismus für seine Stoffwechselvorgänge benötigt. Diese biologischen Wirkstoffe bezeichnet Prof. Schweigart als *Vitalstoffe* und zählt dazu alle Vitamine, Mineralstoffe, Spurenelemente, Enzyme (Fermente), ungesättigten Fettsäuren, Aroma und Faserstoffe (Ballaststoffe).

Was ist Vollwertkost? Eine sehr anschauliche Definition liefert die „Gießener Formel", die vom „Verband für unabhängige Gesundheitsberatung" UGB in Gießen entwickelt wurde: „Vollwerternährung ist eine überwiegend lakto-vegetabile Ernährungsweise, bei der gering verarbeitete frische Lebensmittel bevorzugt werden. Hauptsächlich verwendet werden Vollkornprodukte, Gemüse und Obst, Kartoffeln, Hülsenfrüchte sowie Milch- und Milchprodukte, daneben können auch in *geringen* Mengen Fleisch, Fisch und Eier enthalten sein. Die Zubereitung erfolgt schonend und mit wenig Fett. Nahrungsmittel mit Zusatzstoffen werden vermieden."

Vollwertkost

10 Schritte auf dem Weg zur vollwertigen Ernährung

1. Machen Sie *Vollkorn- und Vollkornprodukte* zu Ihren Grundnahrungsmitteln. Sie enthalten große Mengen hochwertiger „Vitalstoffe".
2. Essen Sie täglich eine Portion *Frischkost*, bestehend aus Blattsalaten und Wurzelgemüsen. Sie sind vitaminreich, sättigen gut, füllen den Darm und senken den Cholesterinspiegel.
3. *Milch und Milchprodukte* in nicht zu großen Mengen verzehren. Bevorzugen Sie gesäuerte Milchprodukte wie Joghurt, Sauer- oder Buttermilch.
4. Verwenden Sie unraffinierte und *kaltgepreßte Pflanzenöle*. Sie sind Träger der für den Zellaufbau lebenswichtigen Linolsäure.
5. Reduzieren Sie den Konsum von *Fleisch- und Wurstwaren*. Essen Sie Fisch und Eier nicht öfter als ein- bis zweimal in der Woche.
6. Machen Sie einmal wöchentlich einen *Entlastungstag*, wie Sie ihn bereits aus dem Fasten kennen (→ auch Rezepte Seite 33 ff.).
7. Trinken Sie täglich mindestens *einen Liter Wasser*, und zwar zwischen den Mahlzeiten. Das dient dem Stoffwechsel und fördert die Ausscheidungen.
8. Verwenden Sie *Genußmittel* wie Kaffee, Alkohol, Zigaretten nur in kleinen Mengen, besser jedoch ist es, wenn Sie ganz darauf verzichten.
9. Reduzieren Sie den Konsum von *Süßigkeiten* wie Kuchen, Zuckerln, Schokolade; sie treiben den Blutzuckerspiegel in die Höhe und machen Hunger.
10. Kaufen Sie *Gemüse, Obst und andere Bioprodukte* bei regionalen Erzeugern und nach dem jahreszeitlichen Angebot. Das garantiert höchste Qualität, und Sie fördern Ihre Gesundheit (sowie nebenbei die heimischen Biobauern).

So natürlich wie möglich

Warum Frischkost so wichtig ist. Jede Art der Zubereitung von Lebensmitteln (Erhitzen, Konservieren) bringt einen Verlust an lebenswichtigen Nährstoffen, vor allem Vitaminen, mit sich. Daher sollte täglich rund ein Drittel der Nahrung in Form von Rohkost gegessen werden, und zwar *vor* der gekochten Kost. Eine Grundregel der gesunden Ernährung ist: lieber weniger, aber dafür in höchster Qualität und biologischer Wertigkeit.

Warum Vollkorn so wichtig ist:
- Es enthält alle wichtigen Vitalstoffe bzw. essentiellen Nahrungsinhaltsstoffe, die wir zur Gesunderhaltung des Körpers brauchen.
- Vollkorn als Frischkornmüsli genossen enthält hochwertiges Eiweiß, das Träger aller Lebensvorgänge in jeder Zelle ist.
- Vitamine und Mineralstoffe sind in den Randschichten und im Keimling konzentriert – sie gehen beim „Ausmahlen" verloren.
- Es weist einen großen Ballaststoffanteil auf und ist somit das wirkungsvollste und natürlichste Heilmittel gegen die Zivilisationskrankheit Stuhlverstopfung.
- Es bewirkt insbesondere im Frischkornmüsli regelmäßigen Stuhlgang und das angenehme Gefühl innerer Sauberkeit.
- Vollkorn macht mit wenigen Kalorien satt und bietet einen natürlichen Schutz vor Übergewicht, ohne daß man Hunger leidet.
- Es bewirkt, daß der Blutzuckerspiegel konstant bleibt, und sichert somit körperliche und geistige Ausgeglichenheit.
- Es ist maßgeblich beteiligt an der Stärkung des Immunsystems.

Hinweis: Bei Umstellung auf Vollkornernährung sind die Verdauungsorgane stark gefordert, was eine gewisse Zeit der Anpassung erfordert. In der Umstellungszeit können Blähungen auftreten. Um diese zu vermeiden, sollten Sie Vollkorn nicht mit Fabrikzucker, gekochtem Obst oder Säften kombinieren. Das Prinzip der Trennkost kann hier hilfreich sein (→ Seite 62, weiterführende Literatur).
Vollkornnahrung sollte – ganz im Sinne der richtigen Eßkultur – besonders intensiv gekaut, gut eingespeichelt und langsam verzehrt werden.

Vollwertrezepte aus der österreichischen Naturküche

(alle Mengenangaben jeweils für eine Person)

Dinkel-Rahm-Suppe

1/2 l Wasser oder Gemüseabsud, 1/2 biol. Gemüsebrühwürfel, 3 EL Dinkel, 2–3 EL saurer Rahm oder Crème fraîche, wenig Salz
Zubereitung: Flüssigkeit mit Gemüsebrühwürfel aufkochen. Dinkel fein mahlen, mit kaltem Wasser zu einem Brei verrühren und in die kochende Suppe einfließen lassen, kurz aufkochen, Rahm mit der Schneerute einarbeiten. Nicht mehr kochen. Zum Schluß sparsam salzen.

Kärntner Ritschert

10 dag weiße Bohnen, 10 dag Rollgerste, 1 biol. Gemüsebrühwürfel, 1 kleine Zwiebel, 2 EL Olivenöl, Knoblauch, Paprika, Salz, Pfeffer, einige frische Liebstöcklblätter
Zubereitung: Am Vortag Bohnen und Rollgerste mit je 1/4 Liter Wasser getrennt einweichen. Am nächsten Tag Bohnen in genügend Wasser kochen, Rollgerste in 1/2 Liter Wasser weich kochen, Einweichwasser und 1 Gemüsebrühwürfel mitkochen. Bohnen abseihen und zur Rollgerste geben. Liebstöckl, Knoblauch, Salz, Pfeffer, Paprika kurz mitkochen. Zwiebel fein schneiden und in Olivenöl sanft anrösten, zum Ritschert geben – nicht mehr kochen! Liebstöckl verleiht dem Gericht den typischen „Ritschert-Geschmack".

Apfel-Karotten-Frischkost

1 Karotte, 1 saftiger Apfel, 1 saftige Orange, 1–2 EL Haselnüsse, 1/2 Naturzitrone, 1 Handvoll Rapunzelsalat
Zubereitung: Karotte fein raffeln, Apfel grob raffeln, Orange auspressen, Saft und Fruchtfleisch über das Apfel-Karotten-Gemisch verteilen, gut vermischen. Apfel-Karotten-Frischkost schmeckt fruchtig/saftig. Mit einigen EL Wasser und ein paar Tropfen Zitrone abschmecken. Mit geriebenen Haselnüssen bestreuen und mit Rapunzelsalat garnieren.

Rote-Rüben-Orangen-Frischkost

1 kleine rote Rübe, 2 große, saftige Orangen, 1/2 Zitrone, 1–2 EL Mandeln, ein wenig Blattsalat
Zubereitung: Rote Rübe putzen, gründlich bürsten und je nach Sorte mit oder ohne Schale feinst raffeln. 1 1/2 Orangen schälen und in Würfel schneiden. 1/2 Orange auspressen und mit dem Fruchtfleisch über das Rüben-Orangen-Gemisch verteilen, gut vermischen. Sollte die Rote-Rüben-Orangen-Frischkost zu wenig saftig oder zu süß schmecken, einige EL Wasser bzw. den Saft einer halben Zitrone dazugeben. Auf Blattsalat anrichten, mit geriebenen oder gehackten Mandeln bestreuen.

Schwarzwurzel-Orangen-Frischkost

1 Stück Schwarzwurzel, 1 reife, saftige Orange, 1/2 Becher Sauerrahm, 1/2 Zitrone, 1–2 EL biol. Kokosette, 6 halbe Walnüsse
Zubereitung: Schwarzwurzel waschen und gut abbürsten; je nach Sorte mit oder ohne Schale fein raffeln; Orangen schälen und in Stücke teilen, zum Schwarzwurzel-Orangen-Gemisch sauren Rahm sowie Kokosette und einige Löffel Zitronenwasser dazugeben. Alles gut vermischen. Mit Walnußhälften garnieren.

Getreidesalat

3 EL Grünkern, 1 Tasse Wasser, 1/2 biol. Gemüsebrühwürfel, 1 Schalotte, 1 EL kaltgepreßtes Öl, Kräutersalz, 1/2 Zitrone, frische Salate je nach Jahreszeit, Schnittlauch
Zubereitung: Grünkern mit Wasser und Gemüsebrühwürfel kalt zustellen, aufkochen, bei geschlossenem Deckel ca. 15 Minuten köcheln; in eine Glas- oder Porzellanschüssel schütten, kalt stellen. Schalotte fein hacken und mit Kräutersalz zum abgekühlten Kochgut geben. Weiters Öl und Zitronensaft dazugeben. Gut durchmischen, kühl stellen. Frische Salate untermischen, z. B. im Frühjahr: zarter Blattsalat/Radieschen, im Sommer: Tomaten/Gurken/Paprika, mit Schnittlauch bestreuen, sofort servieren.

Vollwertrezepte

Apfel-Nuß-Torte *(für eine mittelgroße Tortenform)*

20 dag Butter, 4 Eier, 20 dag Honig, 30 dag Weizen- oder Dinkelvollmehl, 1 TL Weinsteinbackpulver, 80 dag Äpfel, 1 Naturzitrone, 2 EL ungeschwefelte Rosinen für den Belag: 10 dag Butter, 10 dag Honig, 20 dag Nüsse, 4 EL Milch/süßer Rahm, 1 TL Zimt

Zubereitung: Mit dem Mixer weiche Butter, Honig und Eier gut vermischen, Vollkornmehl dazurühren (bei Verwendung von frisch gemahlenem Vollkornmehl ist die Zugabe von Backpulver nicht erforderlich). Teigmasse in vorbereitete Form einfüllen. Äpfel, Zitrone und Rosinen waschen. Äpfel grob raffeln, mit Zitronenschale und Rosinen vermischen und auf der Teigmasse verteilen.

Für den Belag: Butter und Honig in einer Pfanne erwärmen, Nüsse (halbierte Mandeln oder Walnüsse), Zimt und Rahm dazugeben, gut vermischen und über den Äpfeln verteilen.

Im vorgeheizten Backrohr bei 170 Grad eine gute Stunde backen.

Frühstücksgebäck (Rosinen- und Nußweckerl) *(12 Stück)*

1/2 kg Dinkel oder Weizen, feinst gemahlen, 3 dag Germ, 32 dag Vollmilch, 3 dag Butter, 2 dag Honig, 1/2 TL Salz, 10 dag ungeschwefelte Rosinen, 10 dag gehackte Nüsse

Zubereitung: Germ in etwas lauwarmer Milch auflösen, Vollkornmehl in eine Schüssel geben, Germ, Honig, kalte Milch und Salz gut verrühren, zuletzt die weiche Butter einarbeiten. Teig ca. 10 Minuten kräftig durchkneten. Teig in 2 gleich große Teile teilen, in den 1. Teil die eingeweichten und gut ausgedrückten Rosinen einkneten; in den 2. Teil 5 dag Nüsse einkneten. Teige in die Kälte stellen und ruhen lassen, bis sich Poren bilden.

Nochmals kräftig durchkneten. 12 Weckerln formen. 6 davon gleich aufs Backblech setzen, die anderen 6 kurz in Wasser tauchen, mit Nüssen bestreuen, dann auch aufs Backblech geben. Im vorgeheizten Backofen (220 Grad) 10 Minuten vorbacken, zurückschalten auf 200 Grad und 10 bis 15 Minuten fertigbacken.

Tip: Durchgebacken sind die Weckerl, wenn sie beim Klopfen auf die Unterseite hohl klingen. Eine kleine Schüssel mit Wasser in den Backofen stellen, damit Dampf entsteht. Alle Öffnungen des Backofens dicht machen.

TEIL 6 – **PRAXIS**

Hier finden Sie präzise Anleitungen fürs Glaubern, für den Einlauf und den Leberwickel. Dazu noch ein Stichwortverzeichnis, wichtige Adressen und eine Auswahl von nützlichen Büchern, die Ihnen weiterhelfen.

Das Glaubern

Eine vollständige Darmentleerung, wie sie zum Umschalten vom Essen aufs Fasten nötig ist, erreicht man am besten durch den Glaubertrank: 30 g Glaubersalz (in jeder Apotheke erhältlich) werden in 1/2 Liter warmem Wasser aufgelöst und innerhalb von 15 Minuten getrunken (Übergewichtige nehmen 40 g Glaubersalz auf 3/4 Liter Wasser). Die Wirkung ist durchschlagend: Es kommt zu einer gründlichen Darmentleerung, die darauf beruht, daß das Wasser den Darm füllt und das Glaubersalz (Natriumsulfat) einen chemischen Reiz setzt. Der Organismus schaltet von Nahrungsaufnahme auf Ausscheidung um, das Hungergefühl erlischt.

Das ist beim Glaubern zu beachten
- Nach dem Glaubertrank kommt es zu durchfallartigen Entleerungen, die einige Stunden, seltener auch bis zum Nachmittag anhalten können. Bleiben Sie am besten zu Hause oder in der Nähe einer Toilette.
- Wer magenempfindlich ist und das Glaubersalz überhaupt nicht verträgt, sollte von vornherein den Einlauf wählen (→ „Einlauf-Praxis", Seite 59 f.).
- Frauen, die die Pille nehmen, müssen aus Sicherheitsgründen deren Einnahme auf den Abend verschieben.

Tips für den Erstfaster
Geben Sie den Saft einer halben Zitrone in den Glaubertrank, und trinken Sie zwischendurch ein paar Schlucke Pfefferminztee. Das mindert die Bitterkeit des Glaubersalzes.

Der Einlauf

Daß der Einlauf für Faster unentbehrlich ist, wußten die Menschen schon vor 2000 Jahren: In einer Lebens- und Glaubensgemeinschaft im alten Judäa aus dem 2. und 1. Jh. v. Chr. wurde regelmäßig gefastet. Zur Darmreinigung verwendeten die Essener Kürbisse und deren Ranken – eine Urform unseres Einlaufgerätes. Einen hohen Stellenwert hatte der Einlauf in der Volksmedizin des 19. Jhs., und noch bei unseren Groß- und Urgroßeltern fehlte er selten in der Hausapotheke, wo er unter anderem bei Grippe, Magen-Darmproblemen und bei „Kater" zum Einsatz kam.

Warum Einlauf? Der fastende Organismus schiebt ununterbrochen Giftstoffe, Eiweißzerfallprodukte und Schlackenstoffe in den Darm ab – ein ständiger Prozeß des Ausscheidens. Wird der Darm nicht regelmäßig ausgespült, so können sie teilweise wieder in die Blutbahn gelangen und Kopfschmerzen oder sonstige Beschwerden hervorrufen. Die befreiende Wirkung und Entlastung durch ein bis zwei – auch knapp aufeinander folgende – Einläufe wird jeder Fastende als wohltuend und angenehm empfinden.

Funktion: Der Einlauf dient beim Fasten der Reinigung des Dickdarms. Das eingefüllte Wasser dehnt den Darm und setzt damit die Darmperistaltik in Gang. Der Darminhalt wird herausgelöst und auf schonende Weise abtransportiert.

Das Einlaufgerät, auch Irrigator genannt (lat. irrigare = bespülen), besteht aus einem Wasserbehälter, Füllmenge 1 oder 2 Liter, je nach Modell, einem 120 bis 130 cm langen und 1 cm dicken Wasserschlauch, einem Anschlußstück für Schlauch und Darmrohr mit einem kleinen Wasserhahn, einem Darmrohr (25 cm lang und 7 mm dick) aus flexiblem, darmfreundlichem Kunststoffmaterial.

Sie erhalten das Einlaufgerät in Österrreich in zwei Ausführungen:
Modell 1 hat einen Wasserbehälter aus Hartplastik, bei
Modell 2 ist der Wasserbehälter aus geschmeidigem, zusammenlegbarem Kunststoffmaterial (Reiseirrigator).

Erhältlich ist das Einlaufgerät in führenden Sanitätsgeschäften und Apotheken.

Sollte der Einlauf – aus welchem Grund auch immer – nicht durchgeführt werden können, so muß die Ausleitung über den Darm mittels *Bittersalz* (aus der Apotheke) erfolgen: Lösen Sie 1 TL Bittersalz in $1/4$ Liter warmem Wasser auf. Trinken Sie diese Lösung während der Fastentage in der Früh auf nüchternen Magen.

So wird der Einlauf gemacht
Schritt 1. Einlaufgerät in die Hand nehmen, Wasserhahn schließen und Wasser einfüllen. Füllmenge je nach Körpergewicht 1 bis 1,5 Liter.
Schritt 2. Darmrohr auf das Anschlußstück stecken, Ende des Rohres einölen (mit Hautöl). Kurzer Probelauf ins Waschbecken, bis keine Luftblasen mehr im Schlauch sind.
Schritt 3. Einlaufgerät an einen Haken oder an die Türklinke hängen. Badetuch ausbreiten, damit Sie bequem liegen. Auf die Knie niederlassen und mit den Ellbogen abstützen. Sie können sich auch gleich auf die linke Körperseite legen (linkes Bein ausgestreckt, rechtes angewickelt). Darmrohr in den Enddarm einführen.
Schritt 4. Wasserhahn öffnen und Darmrohr langsam ganz hineinschieben.
Schritt 5. Sobald der Wasserbehälter geleert ist, Wasserhahn zudrehen und Darmrohr herausziehen. Auf die rechte Körperseite drehen oder auf den Rücken legen, damit sich das Wasser verteilen kann. Die Hände auf den Bauch legen. Dabei ruhig atmen.

Der Einlauf ist beendet. Einige Minuten warten, bis ein deutlicher Drang zu verspüren ist, dann Toilette aufsuchen. Die Darmentleerung erfolgt in einigen heftigen Schüben; der Darminhalt ist dünnflüssig, zum Schluß sind oft noch festere Teile dabei. Das sind Nahrungsreste, die in Darmwindungen eingelagert waren.

Tips für Erstfaster
- Faster mit normal funktionierendem Darm nehmen körperwarmes Wasser, Faster mit trägem Darm etwas kühleres. Wer Darmprobleme oder Hämorrhoiden hat, fügt dem Einlaufwasser eine Tasse Kamillentee bei, was entzündungshemmend wirkt.
- Aufhängehöhe für das Einlaufgerät: 1½ m. Je höher das Gerät hängt, desto schneller fließt das Wasser in den Darm.
- Beim Einführen des Darmrohres leicht drücken (wie beim Stuhlgang), damit öffnet sich der Schließmuskel.

Der Leberwickel

Besondere Zuwendung erhält im Fasten das größte Entgiftungsorgan, die Leber. Sie arbeitet – wie die Niere – bei 40 Grad am besten. Die Leber liebt die Wärme und entgiftet besser im Liegen. Daher unterstützt man die Funktion der Leber während der Mittagsruhe mit einer heißen Auflage.
Dazu benötigen Sie 1 Wolldecke, 1 Leintuch, 1 kleines Handtuch, 1 Wärmflasche und Wollsocken.

So wird's gemacht
1. Wolldecke auf 60 cm Breite, das Leintuch darüber auf 50 cm Breite falten und beides quer übers Bett legen.
2. Wärmflasche, so heiß wie verträglich, doch nicht zu prall anfüllen, Luft herauspressen.
3. Kleines Handtuch zweimal zusammenfalten, in heißes Wasser oder heißen Leber-Galle-Tee eintauchen, ausdrücken (das ist die heiße Auflage). Nun ziehen Sie die Wollsocken an, begeben sich ins Bett und legen die heiße Auflage und darauf die Wärmflasche auf die Lebergegend (Frauen während der Menstruation in die Lendengegend).
5. Jetzt wird die Körpermitte umwickelt. Leintuch von rechts nach links überschlagen und feststecken, zweite Seite von links nach rechts, anschließend Wolldecke ebenso.

Sie liegen nun eine Stunde voll entspannt im Bett und genießen bei einem Schläfchen Ihre Mittagsruhe. Nach einer Stunde nehmen Sie den Wickel ab und gönnen sich noch eine halbe Stunde Nachruhe. *Sollten Sie sich nicht wohlfühlen, dann nehmen Sie den Wickel sofort wieder ab und probieren den einfachen Leberwickel.*

Einfacher Leberwickel (Leberauflage). Ein feuchtheißes Tuch wird auf den rechten Oberbauch (Lebergegend) gelegt, eine Wärmflasche darauf und alles mit einem Wolltuch zugedeckt. Mindestens eine halbe Stunde entspannt liegenbleiben.

Heublumensack. Wollen Sie Ihrer Leber eine besondere Zuwendung geben, dann gönnen Sie ihr einen heißen Heublumensack. Dieser wird anstatt des feuchten Handtuches – feuchtheiß – direkt auf die Lebergegend gelegt (darauf Wärmflasche usw.) Heublumen wirken u. a. krampflösend und stoffwechselfördernd.

Bücher, die weiterhelfen

Fasten
Rüdiger Dahlke, Bewußt Fasten, Goldmann
Hellmut Lützner, Wie neugeboren durch Fasten, GU
Hellmut Lützner/Helmut Million, Richtig essen nach dem Fasten, GU
Otto sen. Buchinger, Das Heilfasten, Hippokrates Verlag

Ernährung
Max O. Bruker, Unsere Nahrung – unser Schicksal, emu-Verlag
Dungls Vollwert-Backbuch, Orac
Ingrid Früchtel, Vollwertkost, auch für Einsteiger, GU
Kalorien ABC Österreich, Orac
Helmut Million/Claus Leitzmann, Vollwertküche für Genießer, Falken
Gabriella Plüss, Angelika Ilies, Schlank & fit durch Trennkost, GU

Naturmedizin
Hans Brauner, Der Kräutertee-Kompaß, Kneipp Verlag
Ulf Böhmig, Naturheilpraxis für zu Hause, Orac
Ulf Böhmig, Entschlackungs- und Entgiftungskuren, Orac
Walter Glück, Homöopathische Notfall-Apotheke, Orac
Manfred Pahlow, Das große Buch der Heilpflanzen, GU

Entspannung
Shakti Gawain, Stell Dir vor, Rowohlt TB
Almuth Huth/Werner Huth, Meditation, GU
Sivananda Yogazentrum, Yoga für alle Lebensstufen, GU
Dietrich Langen, Autogenes Training für jeden, GU

Kneippen
Lothar Burghardt, Die Kneippkur, Flöttmann
Josef H. Kaiser, Kneippsche Hydrotherapie, Kneipp-Verlag
Germann Schleinkofer, Gußfibel, Kneipp-Verlag

Bio-Verbände Österreichs (Stand 1996)

Arbeitsgemeinschaft zur Förderung des biologischen Landbaus
Obmann: Mag. Alfons Piatti, 2133 Loosdorf 1
Geschäftsführung und Öffentlichkeitsarbeit: Peter Sitzwohl, Wickenburgg. 14/9, 1080 Wien

Ernte für das Leben
Obmann: Josef Ortner, Unterer Hofmarkt 70, 5282 Ranshofen
Geschäftsführung: Ingrid Schuler, Europaplatz 4, 4020 Linz
Landesverband Burgenland:
DI Christa Gröss, Hauptstr. 69/8, 7350 Oberpullendorf

Landesverband Niederösterreich/Wien:
Ing. Engelbert Sperl, Wickenburgg. 14/9, 1080 Wien
Landesverband Oberösterreich:
Mag. Maria Dachs, Auf der Gugl 3, 4020 Linz
Landesverband Salzburg:
DI Andreas Schwaighofer, Schwarzstraße 19, 5024 Salzburg
Landesverband Tirol:
Joachim Astl, Brixnerstraße 1, 6020 Innsbruck
Landesverband Vorarlberg:
DI Gerald Gstach, Montfortstraße 9–11, 6900 Bregenz

Adressen

Landesverband Kärnten:
DI Christine Gruber,
Gasometerg. 2, 9010 Klagenfurt

Landesverband Steiermark:
Ing. Josef Renner,
Hamerlingg. 3, 8011 Graz

Österreichischer Demeter Bund
Rosensteingasse 43, 1170 Wien

Förderungsgemeinschaft für gesundes Bauerntum ORBI
Ing. Helga Wagner,
Nöbauerstr. 22, 4060 Leonding

Biolandwirtschaft Ennstal
DI Alfred Kapp, 8950 Stainach 160

Verein der biologisch wirtschaftenden Ackerbaubetriebe BAF
DI Robert Harmer,
2164 Gut Prerau

Freiland Verband
DI Rainhard Geßl,
Wickenburgg. 14/9, 1080 Wien

Österreichische Interessensgemeinschaft für Biologische Landwirtschaft ÖIG
Geschäftsstelle:
Schlag 14, 2871 Zöbern

Erde und Saat
Josef Amerstorfer,
Mairing 3, 4141 Pfarrkirchen i. M.

DINATUR
Barbara Fink,
Schlag 14, 2871 Zöbern

Konsumenten-Produzenten-Arbeitsgemeinschaft KOPRA
Dr. Franz Rauch,
Hirschgraben 15, 6800 Feldkirch

Verein organisch biologischer Landbau Weinviertel
Johann Kettler, 2053 Peigarten 52

Hofmarke
DI Andreas Perner,
Hausmanning 43, 4560 Kirchdorf

Österreichische Fastenleiter und -leiterinnen
(Stand Dezember 1996)

dfa-Büro Österreich
Bittner Waltraud,
A-9020 Klagenfurt,
Waltendorfer Str. 43
Fax u. Tel. 0463/48 22 69

Berkmann Sybille, A-6952 Hittisau/Vorarlberg

Gary Gertraud, A-2326 Maria Lanzendorf, Achauerstraße 1/7/8-9

A-8992 Altaussee, Puchen 225

Grach Daniela, A-8053 Graz, Robert-Koch-Straße 14

Halter Kurt, A-1020 Wien, Nordbahnstraße 16/25

Hechenberger Renate,
A-5721 Piesendorf 446

Kainz Helmut, A-8052 Graz, Gritzenweg 16

Knapp Irmgard, A-9074 Keutschach, Linden 36

Laichner Karl, A-6365 Kirchberg, Brixentalerstr. 36

Pals Elisabeth, A-6306 Söll, Dorfbichl 38

Philip Margarethe, A-6330 Kufstein, Andreas-Hofer-Straße 10

Ranetbauer Maria, A-6020 Innsbruck, Rehgasse 23

Scherz Anke und Hans, A-7083 Purbach, Am Weinberg 6

Schüpferling Erni, A-6365 Kirchberg, Waldschützweg 3

Taubert-Witz Martin, A-1160 Wien, Hasnerstraße 75/15

Stichwortverzeichnis

Abendtee 39 ff.
Abendtrunk 28, 39 ff.
Abführmittel 7, 19, 27
Adressen 62 f.
Aktives Erwachen 25
Alkohol 18, 45, 53
Ängste 32
Apfel 47
Appetitzügler 19
Aufbautage 36, 48
Ausscheidung 7, 10 f.
Bewegung 7, 27
Beschwerden 4, 30
Bio-Verbände 62 f.
Bittersalz 20, 26, 59
Blutdruck, niedriger 16
Bluthochdruck 11, 18, 24
Brechdurchfall 26, 29
Bücher 62
Darmentleerung 10, 58 ff.
Darmreinigung 26, 59
Depressionen 12
Durchblutungsförderung 25
Einlauf 20, 26, 59 f.
Eiweiß 9 f.
Entlastungstag 33 ff.
Entspannungsübungen 28, 36 f.
Entwässern 7, 34
Entzugserscheinungen 17, 40
Essensregeln 46
F.-X.-Mayr-Kur 12, 32
Fasten, alleine 13
Fasten im Berufsalltag 13
Fasten im Urlaub 13, 20
Fasten in der Gruppe 14
Fasten mit dem Partner 13
Fasten, Einstieg 32 f.
Fasten, Grundregeln 7
Fasten, Hilfe im 31
Fasten, selbständig 4 f., 11, 23, 36
Fasten-Tagesprogramm 25, 37
Fastenabend 28
Fastenbrechen 15, 31, 36, 46
Fastenbrot 51
Fastenflauten 27, 30
Fastengruppe 14, 44
Fastenkrisen 30
Fastenleiter 14, 25, 31, 44, 63
Fastennacht 28 f.
Fastenregeln 9
Fastensuppe 22, 38 ff.
Fastentage 36, 39 ff.
Fastentees 21 f., 39 ff.
Fastenverpflegung 20, 22, 39 ff.
Fastenwoche 12, 36
Fastenzubehör 20
Fleisch- und Wurstwaren 53
Frieren 16
Frischkornmüsli 50
Frischkost 53 f.
Frischkost-Salatteller 50
Frischkosttag 35
Füße, kalte 29
Genußmittel 45, 53
Geruchs-/Geschmacksempfindungen 16
Getreidesuppe 49
Gewichtsabnahme 14, 23
Glaubern 20, 39, 58
Haferschleimsuppe 22, 37
Hämorrhoiden 60
Haut, schönere 16, 24
Heilerde 20, 42
Heilfasten, klinisches 4, 12
Heublumenauflage 61
Hirse-Tomaten-Suppe 49
Honig 40
Hunger 6, 16, 29, 40, 58
Kaffee 18, 45, 53
Karotte 47
Kartoffelsuppe 49
Kartoffeltag 35
Kneippsche Wasseranwendungen 18, 25
Körpergeruch 11, 16, 31
Kostaufbau 46, 48
Kreislaufkollaps 36
Leberwickel 10, 20, 60
Leitsätze 36, 39 ff.
Magenkrämpfe 29
Medikamente 7, 12, 19
Menstruation 16, 61
Merkfähigkeit 16
Milch und Milchprodukte 53
Milchtag 35
Mittagsruhe 7, 10, 61
Mondphase 13
Morgengang 26
Morgentee 21, 26, 39 ff.
Mundgeruch 11, 17
Obsttag 35
Pflanzenöle 53
Pille 58
Rauchen 18, 45, 53
Reduktionskost 34
Reisschleimsuppe 22, 38
Reistag 35
Rezepte/Aufbautage 49
Rezepte/Entlastungstags 35
Rezepte/Fastentage 27
Rezepte, Vollwert- 55 ff.
Säfte 22
Sauerkraut-Apfel-Frischkost 51
Sauna 17
Schlafbedürfnis 16 f., 27 f., 31
Schlafmittel 7, 19
Schlafhilfen 21, 42
Schwangere 12
Sexualität 17
Stillende Mütter 12
Stimmungsschwankungen 16, 17, 31
Stoffwechsel 10, 18, 24
Stoffwechselerkrankungen 4, 38
Süßigkeiten 19, 53
Tee, schwarzer 18 f., 19
Teemischungen 21 f.
Trennkost 54
Trinken 7, 11, 27, 34
Übergewicht 11, 14, 23
Vollkorn 53 f.
Vollwertkost 52
Wiegeregeln 15
Zitronen 41, 43